YOSHIYA HASEGAWA

Daumen-Yoga für das Gehirn

GOLDMANN

Buch

Kein Tier kann seine Finger geschickter einsetzen als der Mensch. Um Beute zu fangen, einen Stein aufzuheben oder ein Werkzeug herzustellen, lieferte der Daumen dem Menschen einen entscheidenden evolutionären Vorteil. Auch heute noch ist der Daumen bei allen täglichen Handlungen extrem wichtig. Dr. Yoshiya Hasegawa, einer der führenden Demenzexperten Japans, hat die enge Beziehung zwischen Fingern und Gehirn untersucht. Daraus entwickelte er die Methode der Daumenstimulation, die in diesem Buch erstmals vorgestellt wird. Mittels einfacher Fingerübungen wird das Gehirn besser durchblutet und beginnt sich zu verjüngen. Dadurch lassen sich Alzheimer und Demenz verhindern.

Autor

Yoshiya Hasegawa, 1966 geboren in Nagoya, Japan, zählt zu den führenden Ärzten Japans für kognitive Beeinträchtigungen. Aufgrund seiner Forschungen zum Zusammenhang zwischen Gehirn und Fingern entwickelte er die Daumenstimulation. Diese Methode zur Prävention kognitiver Beeinträchtigungen und zur Rehabilitation bei Gehirnverletzungen brachte ihm nationale Anerkennung ein. Im Jahr 2000 eröffnete er eine Praxis für Demenz und häusliche Pflege.

Yoshiya Hasegawa

Daumen-Yoga für das Gehirn

Die ultimativen Übungen für mentale Fitness

Aus dem Japanischen
von Wolfgang Höhn und Mariko Sakai

GOLDMANN

Die japanische Originalausgabe erschien 2015
unter dem Titel »Oyay ubiwo Shigekisuruto Tachimachi Wakagaeridasu!«
bei Sunmark Publishing, Inc., Tokyo, Japan. German translation rights
arranged with Sunmark Publishing Inc., through InterRights, Inc., Tokyo,
Japan and Gudovitz & Company Literary Agency, New York, USA.
Dieses Werk wurde vermittelt durch die
Literarische Agentur Thomas Schlück GmbH, 30827 Garbsen.

MIX
Papier | Fördert gute Waldnutzung
FSC® C014496

Penguin Random House Verlagsgruppe FSC® N001967

11. Auflage
Deutsche Erstausgabe August 2019

in der Penguin Random House Verlagsgruppe GmbH,
Neumarkter Straße 28, 81673 München
produktsicherheit@penguinrandomhouse.de
(Vorstehende Angaben sind zugleich
Pflichtinformationen nach GPSR.)

Published by Arrangement with SUNMARK PUBLISHING, INC.
Umschlaggestaltung: UNO Werbeagentur, München
Umschlagmotiv: FinePic®, München
Lektor: Franz Leipold, Violau
JG · Herstellung: cb
Satz: Uhl + Massopust, Aalen
Druck und Bindung: GGP Media GmbH, Pößneck
Printed in Germany
ISBN 978-3-442-22259-9

www.goldmann-verlag.de

INHALT

KAPITEL 3
Im Alltag mit der Daumenstimulation das Gehirn verjüngen 97

KAPITEL 4
Elf Dinge, die zu vermeiden sind, um ein gesundes Gehirn bekommen 119

VORWORT

Es gibt viele Tiere, die schneller laufen können als der Mensch.
Es gibt viele Tiere, die höher fliegen können als der Mensch.
Es gibt auch viele Tiere, die stärker sind als der Mensch.

Aber …

… es gibt kein Tier, das mit den Fingern geschickter ist als der Mensch.

Als wir uns im Lauf der Evolution zum Menschen entwickelten, spielten die Finger eine wichtige Rolle. Um Beute zu fangen, einen Stein aufzuheben, ein Werkzeug zu gestalten, eine Waffe zu gebrauchen.

Jedes Mal, wenn wir die Finger geschickt benutzen, wird das Gehirn aktiviert und sein Aktionsradius erweitert.

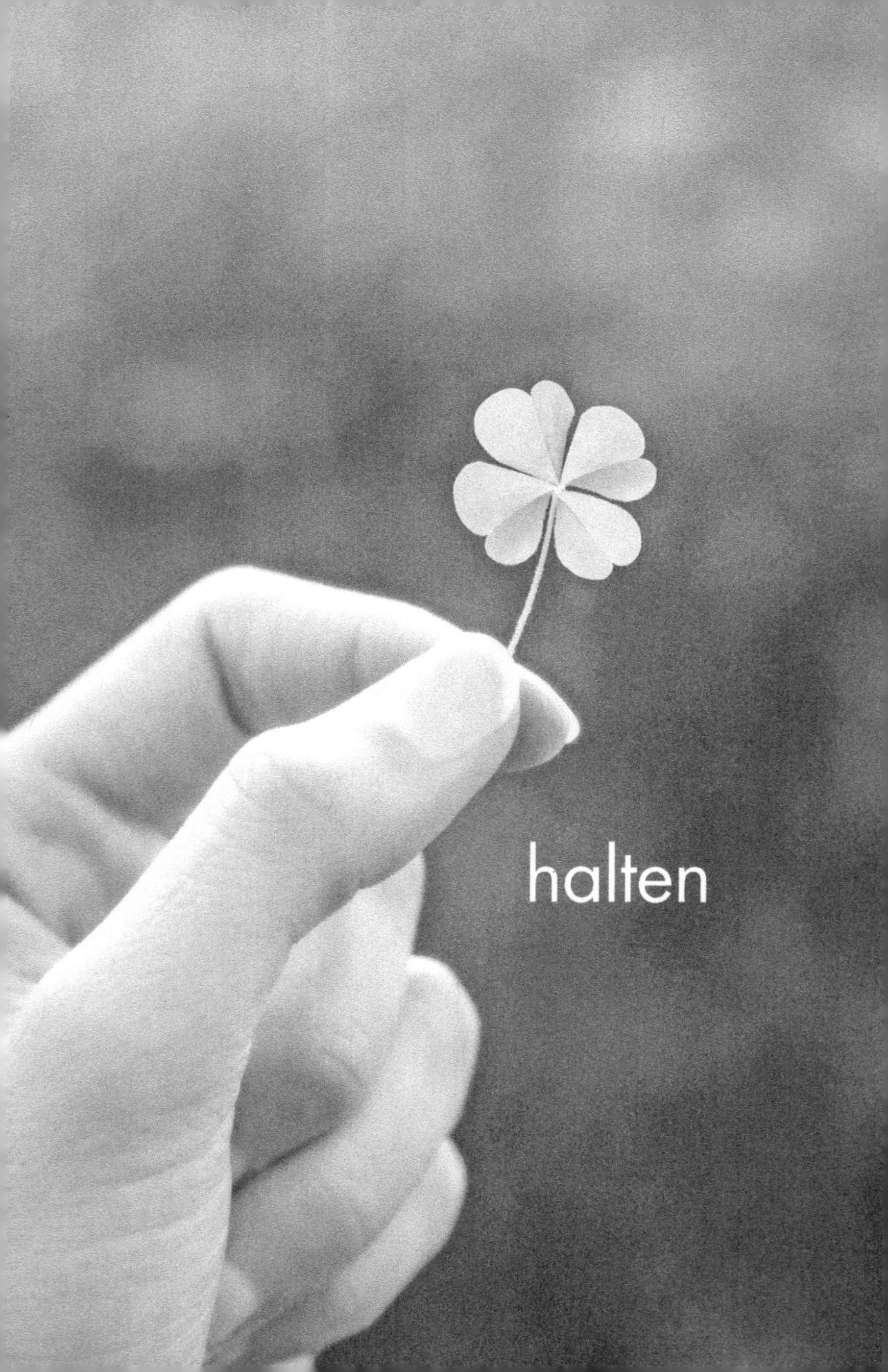
halten

fassen
schneiden
binden
stecken
biegen
drehen

Die Befehle aus dem Gehirn wurden immer komplizierter, aber die Finger führten sie wunderbar aus. Auf diese Weise wurde das Gehirn aktiviert.

Die Entwicklung der Finger und die Entwicklung des Gehirns greifen ineinander.

Die Evolution der Finger ist die Evolution des Gehirns.

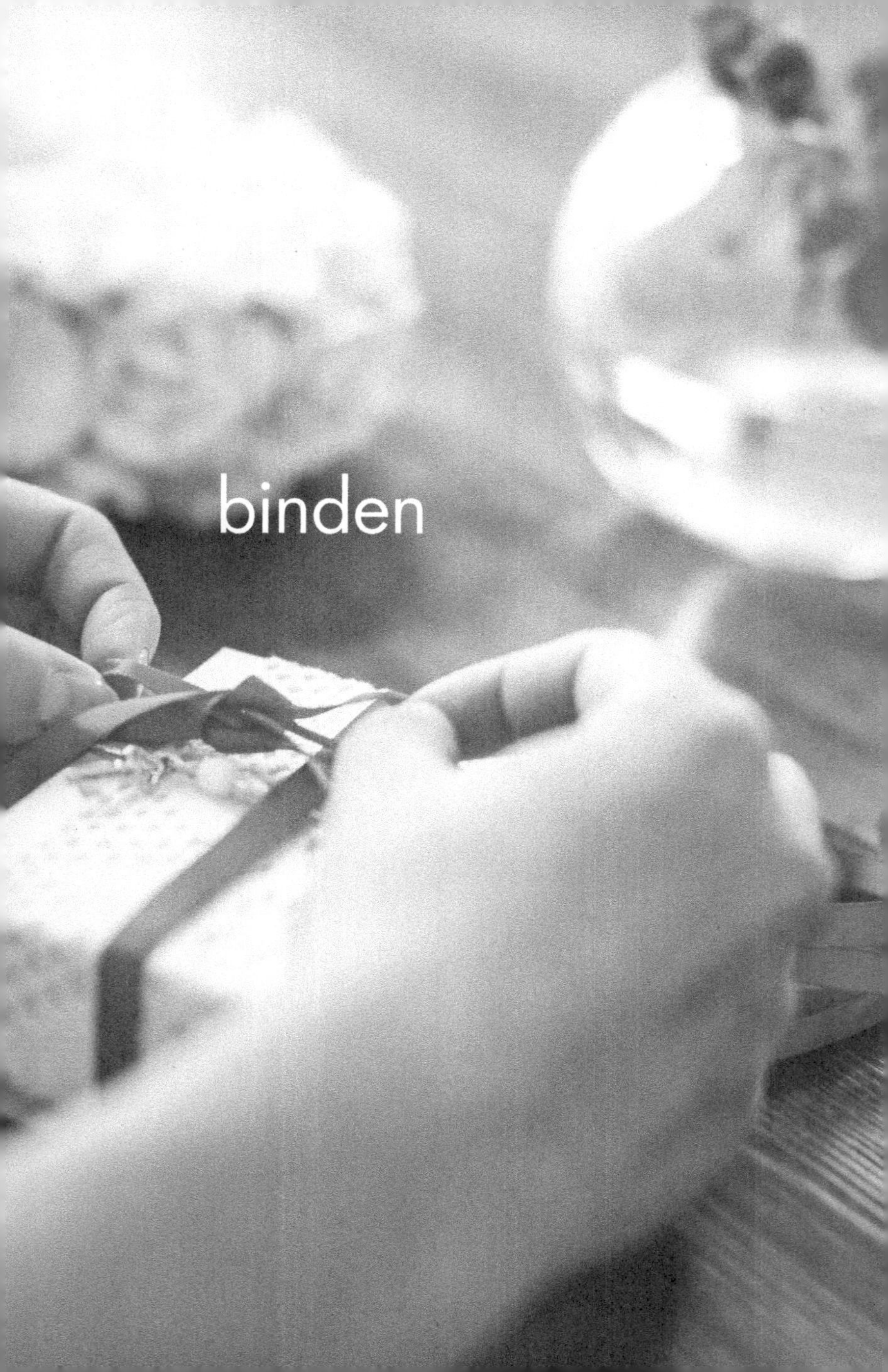

binden

Um komplizierte Befehle des Gehirns auszuführen, gibt es einen besonders wichtigen Finger. Das ist der Daumen (jap. *oyayubi* = Elternfinger).

Ich möchte, dass Sie sich alltägliche Bewegungen vorstellen, wie beispielsweise binden, knöpfen, biegen, schneiden …

Ohne Daumen dürfte es ziemlich schwierig oder unmöglich sein, diese Bewegungen auszuführen.

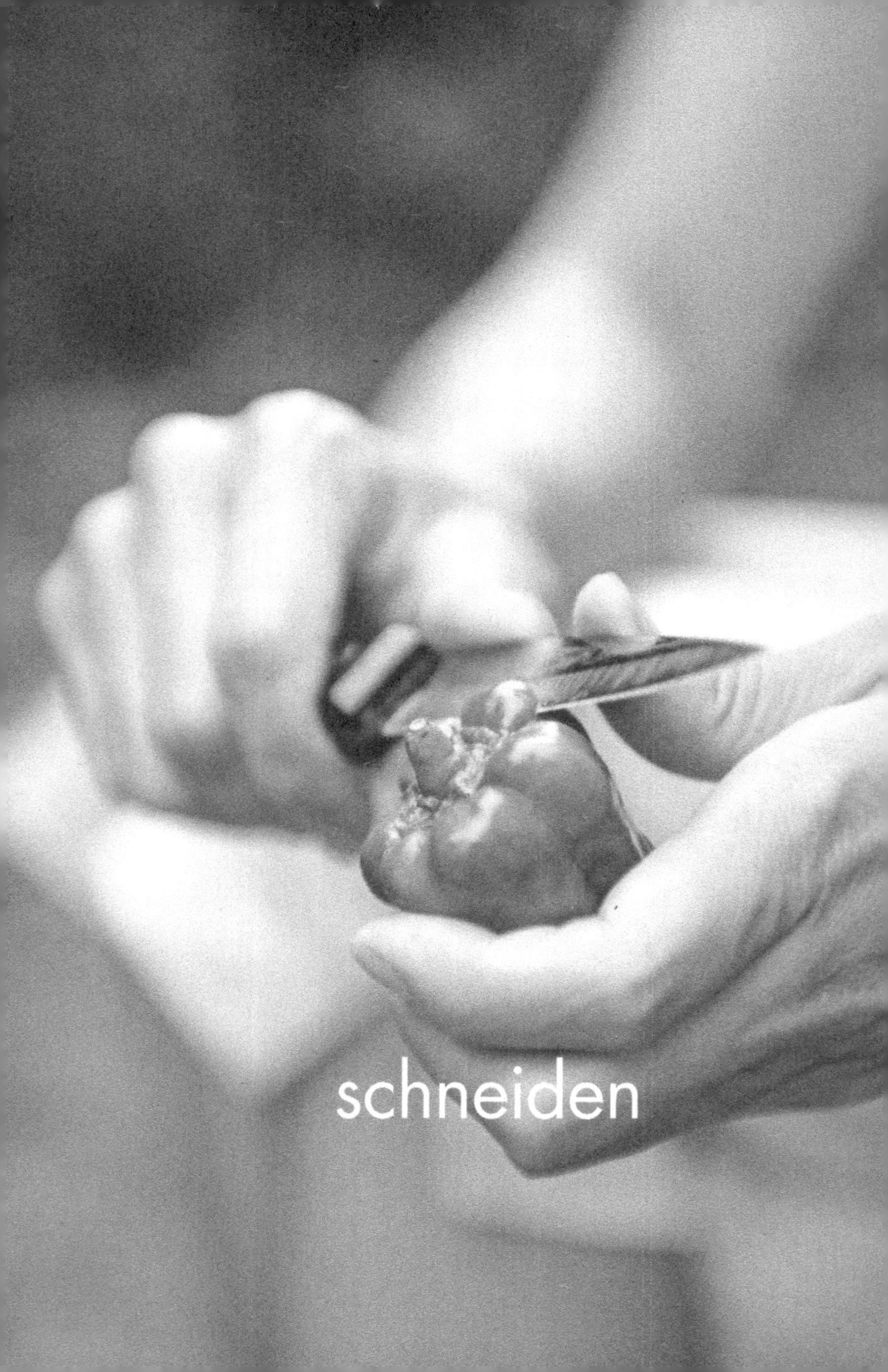

schneiden

Der Daumen ist etwas Besonderes.

Man kann ihn den anderen vier Fingern gegenüberstellen, und er ist in der Lage, sich frei zu drehen.

Diese Art von freier Bewegung beherrscht von den fünf Fingern allein der Daumen.

Dadurch werden Aktivitäten verschiedenster Art möglich.

schreiben

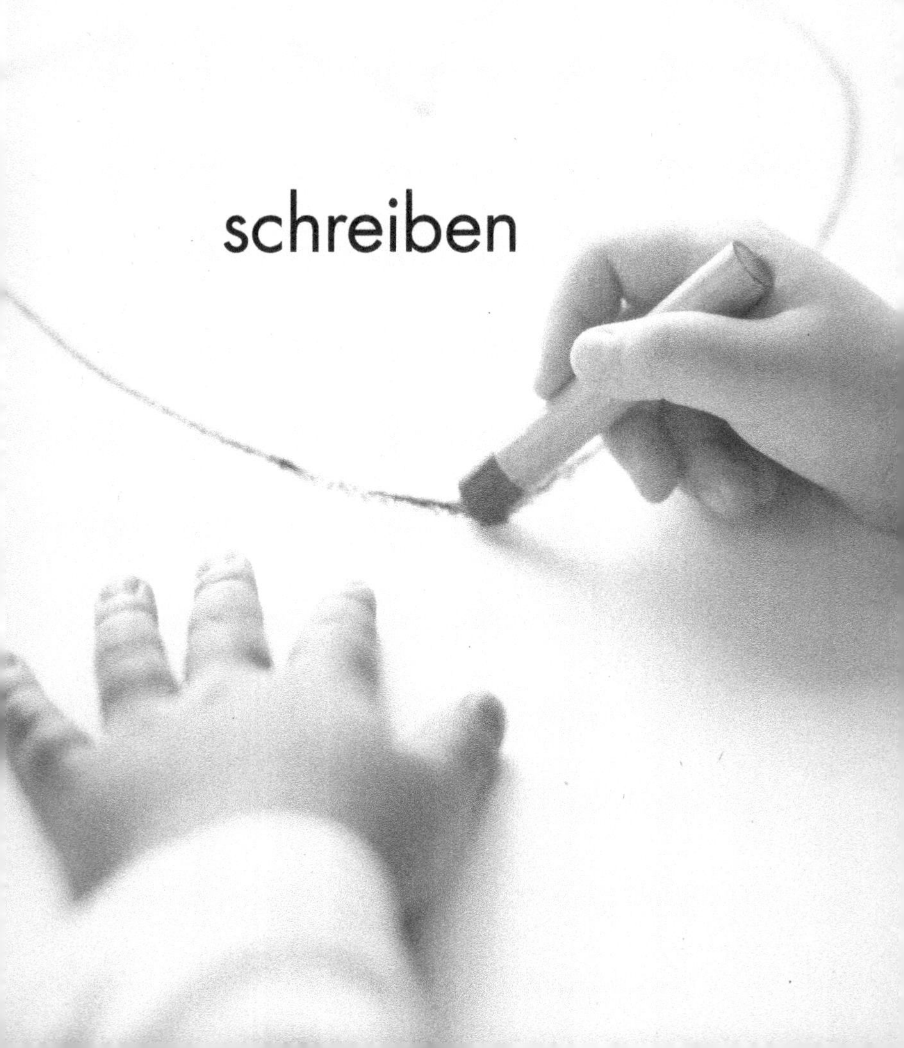

Mit zunehmendem Alter lässt die Willenskraft immer stärker nach.

Man ist nicht mehr so motiviert, und Ausgehen wird als mühsam empfunden. Auch das Gedächtnis wird schlechter. Ein solches Nachlassen der Willenskraft kann letztendlich zu Demenz führen.

Ohne Willenskraft wird das Gehirn schlechter durchblutet, und es hat weniger Möglichkeiten, aktiv zu werden. Schließlich beginnt das Gehirn, zu altern und abzubauen.

Für mich ist der Daumen ein Symbol der Willenskraft. Schnürsenkel binden, Knöpfe zumachen, den Wasserhahn drehen, Gemüse schneiden.

Bei aktiven Bewegungen kommt garantiert der Daumen zum Einsatz. Und wenn der Daumen zum Einsatz kommt, wird das Gehirn aktiv.

Jeden Monat untersuche ich tausend Demenzpatienten. Dabei bin ich zu folgender Erkenntnis gelangt:

Wenn man den Daumen stimuliert, beginnt das Gehirn, sich zu verjüngen!

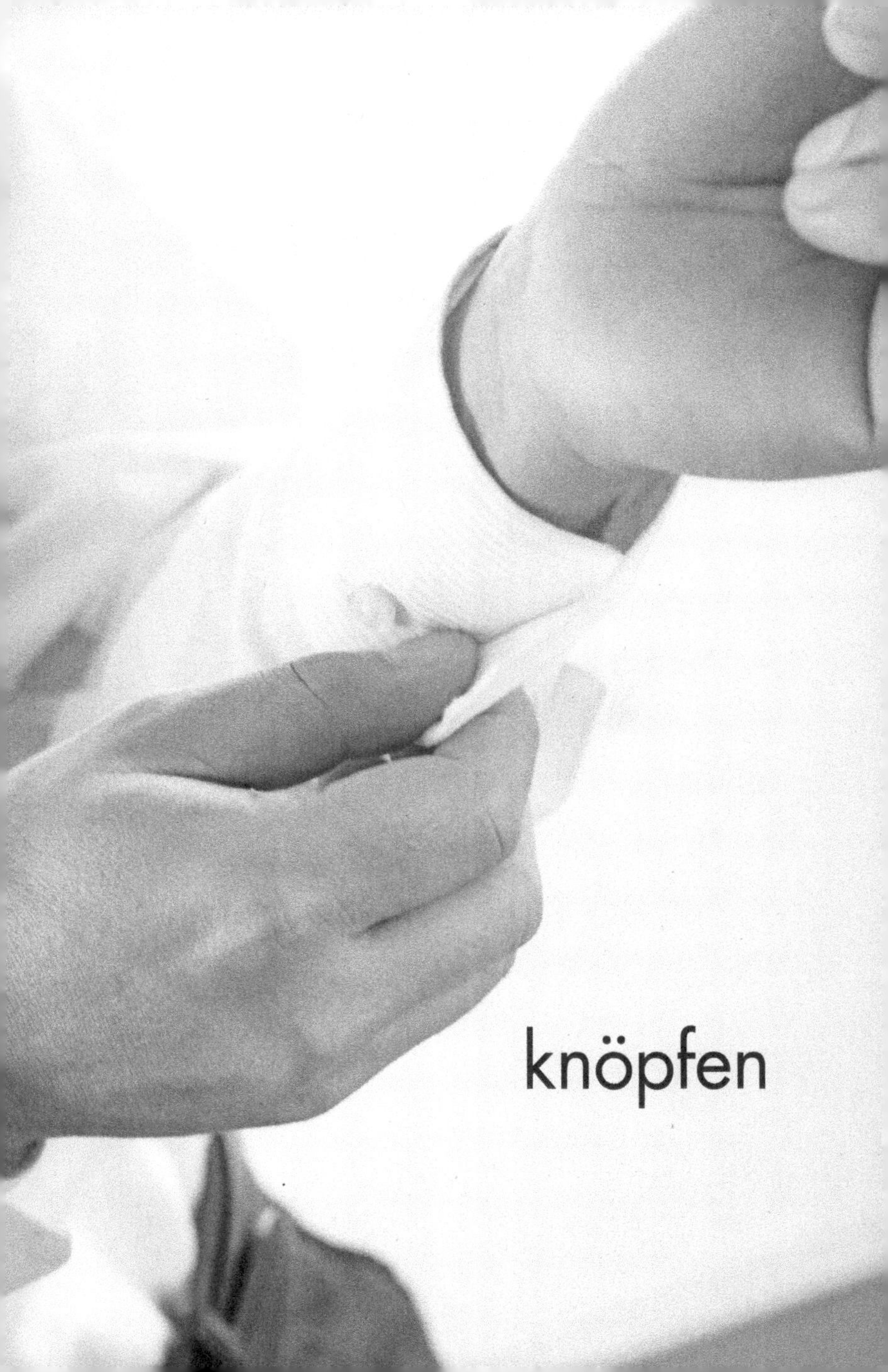

knöpfen

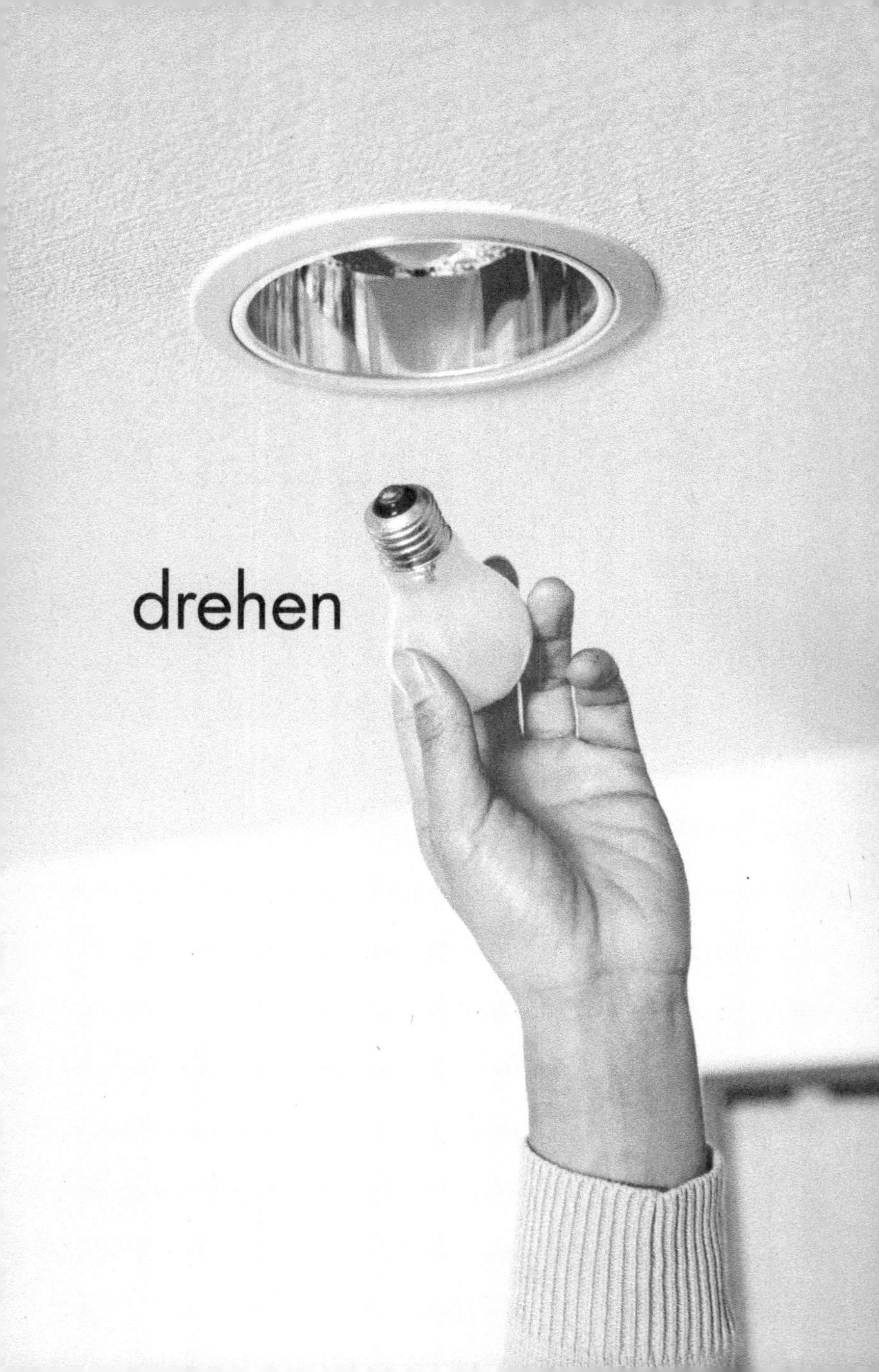
drehen

Durch die in diesem Buch vorgestellte Methode der Daumenstimulation wird das Gehirn besser durchblutet und beginnt, sich zu verjüngen. Einer Demenzerkrankung wird vorgebeugt, das Gedächtnis funktioniert hervorragend, die Willenskraft wird gestärkt, und Ihr Gehirn wird jugendlich.

In der medizinischen Welt heißt es: »Die Finger sind das zweite Gehirn.« Die Finger zu stimulieren führt zur Stimulierung des Gehirns.

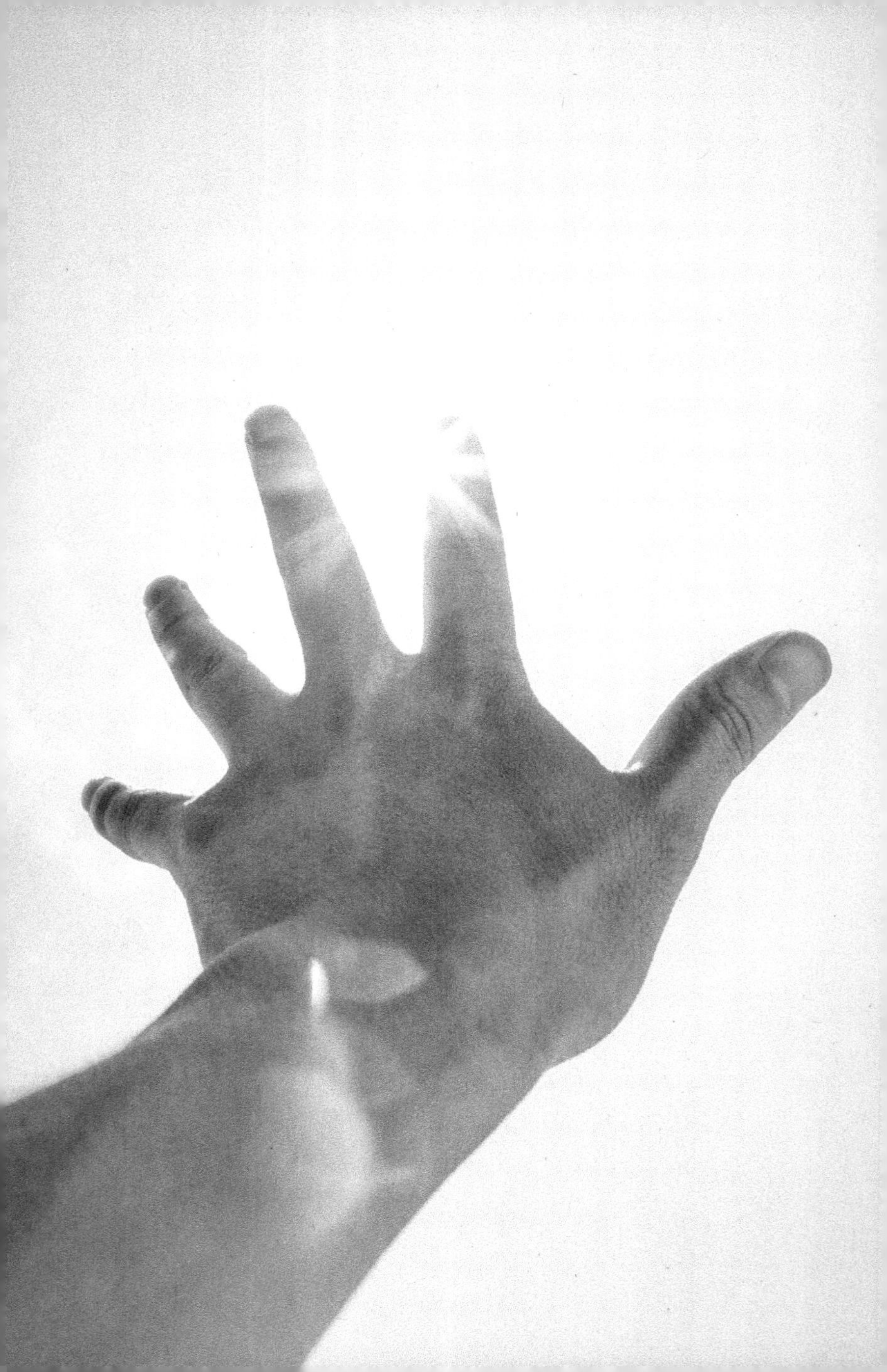

Nun beginnt ein wunderbares Abenteuer für Daumen und Gehirn.

Wenn Sie dieses Buch vollständig gelesen haben, kann Ihr Gehirn beginnen, sich jugendlich zu verhalten.

Wenn man den Daumen stimuliert, beginnt das Gehirn, sich sofort zu verjüngen!

EINLEITUNG

Die Finger sind das zweite Gehirn

Stimmt es, dass Menschen, die ihre Finger bewegen, selten dement werden?

In einer beliebten Fernsehsendung trat ein bekannter Schauspieler auf: »Siehst du ihn? Diesen Mann da, wer ist das nur? Schau mal, die Person dort, äh …«, aber der Name will einem einfach nicht einfallen!

Auch im Gespräch mit Freunden wiederholt man immer wieder Wörter wie »der dort drüben«, »der da« oder »ist vielleicht« und man lächelt gezwungen, weil einem der Name partout nicht einfallen will …

»Ich kann mich nicht daran erinnern, was wir gestern Abend gegessen haben. Ich weiß auch nicht mehr genau, was ich heute zum Frühstück hatte …«, »Einen besonderen Grund dafür gibt es zwar nicht, aber das Ausgehen wird mir langsam lästig …«, »Irgendwie war ich in letzter Zeit lustlos …«

Haben Sie keine derartigen Erfahrungen gemacht?

Seit 15 Jahren führe ich eine Facharztpraxis für ambulante und häusliche Behandlung von Demenz. Als Facharzt für Demenz behandle ich jeden Monat rund tausend Patienten und komme auch oft mit ihren Familienangehörigen in Kontakt. So werde ich Tag für Tag mit der Tatsache konfrontiert: »Wenn die Menschen altern, leiden sie darunter, dass ihr Gedächtnis und ihre Lebenskraft nachlassen.«

Aufgrund meiner praktischen Erfahrungen in der Sprechstunde und bei Hausbesuchen frage ich mich andererseits: Warum ist das Gedächtnis im Alter bei manchen Menschen gut und bei anderen wiederum schlecht? Weshalb ist die Lebenskraft im Alter bei manchen Menschen noch stark, während sie bei anderen rasch nachlässt? Warum schreitet die Krankheit bei manchen Menschen schnell und bei anderen langsam voran, wenn sich Demenz entwickelt? Als ich auf der Suche nach Antworten auf diese Fragen begann, mich neben meiner täglichen ärztlichen Praxis mit der Gehirnfunktion des Menschen zu beschäftigen, hat ein bestimmter Körperteil meine Aufmerksamkeit erregt.

Es handelt sich um den Daumen.

Schon immer sagt man über Handwerker und Pianisten: »Menschen, die mit ihren Händen arbeiten, werden kaum senil.« Der Grund, warum Origami gut für die Vorbeugung gegen Senilität sein soll, besteht darin, dass man dabei »die Finger bewegt«. Je tiefer ich nachforschte, desto klarer erkannte ich, dass es dafür eine solide medizinische Begründung gibt. Außerdem wurde mir klar, dass unter den fünf Fingern der Daumen eine besonders wichtige Rolle bei der Verhinderung von Demenz spielt. Wenn man den Daumen bewegt, wird das Gehirn stimuliert; es wird aktiviert und verjüngt sich. Selbst für mich als Arzt war dies eine überraschende Entdeckung. Warum und auf welche Weise geschieht das?

Beginnen wir nun mit diesem Abenteuer und machen wir uns Gedanken über das Gehirn und den Daumen, der sogar zur Prävention von Demenz beitragen kann.

Die fantastische Wirkung der Daumenstimulation bei der Gehirnrehabilitation

»Kommen Sie bitte zur Gehirnrehabilitation, einmal pro Woche genügt. Mit Medikamenten allein wird es nicht besser.« Das sage ich jeden Monat in der Sprechstunde immer wieder zu ca. tausend Demenzpatienten. Unter den Medikamenten, die gegen Demenz helfen, gibt es durchaus gute therapeutische Mittel: Manche verzögern das Fortschreiten der Symptome, und andere unterdrücken die Begleitsymptome der Krankheit, wie beispielsweise Paranoia.

Dennoch existiert bis heute kein Medikament, das Demenz vollständig heilen kann. Deshalb betone ich, wie wichtig Gehirnrehabilitation ist. Denn es ist wissenschaftlich bewiesen, dass Bewegung Senilität verhindern und das Fortschreiten der Demenz verzögern kann. Aus ärztlicher Sicht wäre es ideal, es sich zur Gewohnheit zu machen, täglich etwa eine Stunde zu trainieren. Das wäre effizient, aber es dürfte den meisten Menschen schwerfallen, diese Übungen jeden Tag zu praktizieren bzw. die Zeit dafür aufzubringen. Daher empfehle ich, an der Gehirnrehabilitation unter fachärztlicher Anleitung teilzunehmen.

Zurzeit wird die Rehabilitation in ärztlicher Behandlung in zwei Stufen eingeteilt. Die erste ist die *physiotherapeutische Rehabilitation.* Bei diesem Training gehen die Teilnehmer unter anderem zwischen zwei Geländern; das dient der Gehschulung, der Stärkung der Muskulatur und der Verbesserung der Koordinationsfähigkeit. Das Ziel dieser Rehabilitationsmaßnahmen besteht darin, grundlegende lebenswichtige Bewegungsabläufe wieder einzuüben. Zuständig dafür sind Physiotherapeuten, die sich auf die Wiederherstellung körperlicher Funktionen spezialisiert haben. Diese sind unter anderem auch in der Rehabilitation bei der orthopädischen Chirurgie tätig und sicher auch in Ihrer Nähe zu finden.

Die zweite Stufe ist die *ergotherapeutische Rehabilitation.* Diese zielt auf die Wiederherstellung der Beweglichkeit von Arm- und Fingergelenken, auf die Stärkung der Muskelkraft und auf die Feinstkoordination der Finger ab. Dabei trainiert man feine Bewegungen, indem man zum Beispiel mit winzigen Bauklötzen arbeitet oder kleine Objekte mit einer Pinzette oder einem Holzstäbchen von einer Schale in eine andere legt. Nach langjähriger Beobachtung derartiger Rehabilitationsmaßnahmen habe ich festgestellt, dass die ergotherapeutische Rehabilitation der fünf Finger das Gehirn genauso gut stimuliert wie regelmäßige tägliche Bewegung.

Weshalb sind die Finger das zweite Gehirn?

Warum wirken physiotherapeutische Maßnahmen für die fünf Finger – Daumen, Zeigefinger, Mittelfinger, Ringfinger und kleinen Finger – stimulierend auf das Gehirn? Um diese Frage zu beantworten, möchte ich Sie auf das folgende Diagramm verweisen (siehe Abbildung Seite 34 f.), auf dem unter anderem das Gesicht und die Hand mit den Fingern auf der Gehirnoberfläche eingezeichnet sind.

Diese Grafik wird als »Homunculus-Diagramm« bezeichnet und stammt von dem kanadischen Neurochirurgen Wilder Penfield (1891–1976). Medizinstudenten bekommen sie in der Physiologievorlesung garantiert zu sehen. Sie zeigt den motorischen Cortex, von dem Bewegungsbefehle ausgehen, und den somatosensorischen Cortex, der die Empfindungen registriert, und sie veranschaulicht die Zuordnung der motorischen und somatosensorischen Areale des Gehirns (der Großhirnrinde) zu den einzelnen Körperteilen als Ausdruck einer funktionellen Architektonik der Großhirnrinde.

Dabei ist zu beachten, welchen Anteil an der Gesamtfläche die fünf Finger und die Handfläche einnehmen. Das macht etwa ein Drittel des motorischen Cortex und etwa ein Viertel des sensorischen Cortex aus. In der »Homunculus-Puppe« wird dieses Verhältnis am Modell des menschlichen Körpers veranschaulicht. Wenn man die relative Stärke des körperlichen Einflusses auf das Gehirn zum Maßstab nimmt, entsteht eine leicht groteske Figur mit großen Händen und großem Mund.

Wir halten, packen, fassen, binden, drehen und so weiter. Jeden Tag führen wir verschiedene Aktionen mit den Händen aus. Dank unserer Finger können wir besonders feine und komplizierte körperliche Bewegungen ausführen, wie zum Beispiel beim Kochen oder bei Näharbeiten.

Penfields Homunculus-Diagramm

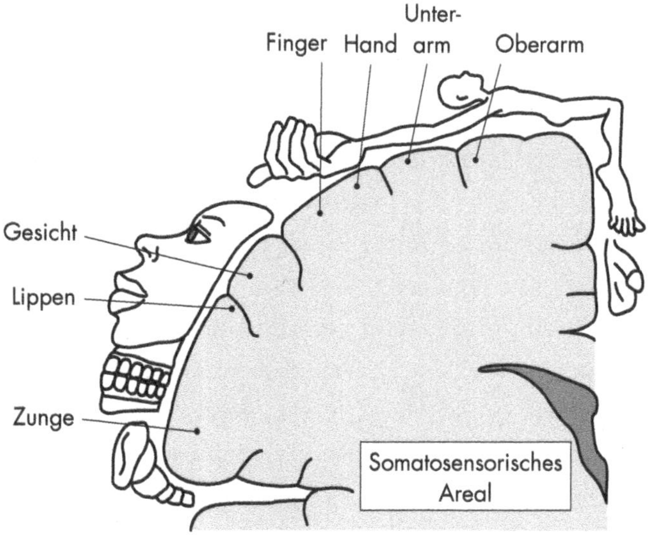

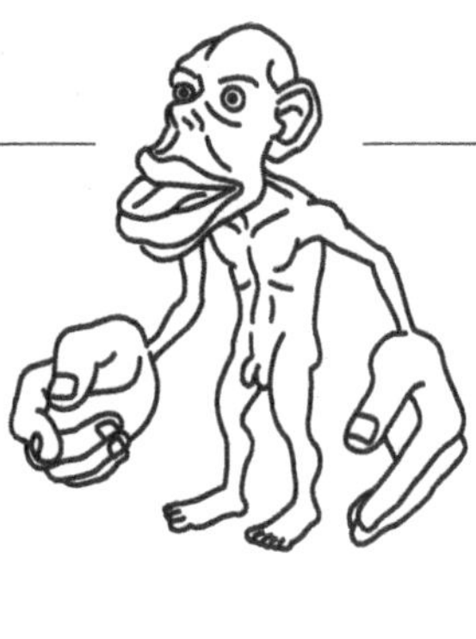

Homunculus-Puppe
So sieht die Puppe aus, die nach Penfields Homunculus-Diagramm geformt ist. Wie daraus zu sehen ist, sind Gesicht und Hände verhältnismäßig groß, und der Daumen ist gleichfalls groß und lang.

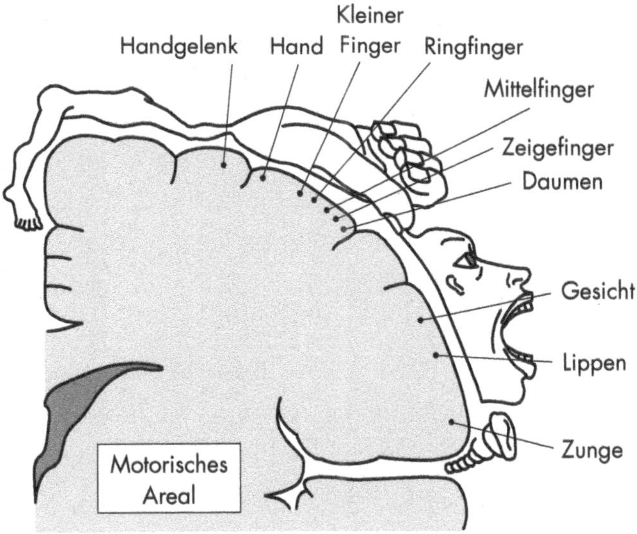

Diagramm des Neurochirurgen Wilder Penfield, das sichtbar macht, für welche Körperteile der motorische und der somatosensorische Cortex zuständig sind. Man kann darauf gut erkennen, wie groß die Bereiche für die Hand und die Finger im Gehirn sind.

Der motorische Cortex regelt die Bewegungen unseres Körpers; der somatosensorische Cortex wird aktiv, wenn wir Gegenstände durch Berührung mit der Hand taxieren oder sortieren oder die Größe von Objekten spüren, die wir mit der Hand anfassen. Die fünf Finger und die Handfläche sind hervorragende Werkzeuge. Ihre Oberfläche beträgt zwar nur etwa ein Zehntel der gesamten Körperoberfläche, aber rund ein Drittel der Großhirnfläche einschließlich des motorischen und des somatosensorischen Cortex dient dazu, Finger und Hand zu kontrollieren.

Vor allem in den Fingerspitzen befinden sich zahlreiche Nervenzellen, die mit dem Gehirn verbunden sind: Dabei steht die rechte Hand in Beziehung mit der linken Gehirnhälfte, die konkretes, logisches Denken wie sprachlichen Ausdruck und rechnerische Fähigkeiten steuert, und die linke Hand mit der rechten Gehirnhälfte, die für Vorstellungskraft und künstlerische Begabung wie Intuition und Kreativität verantwortlich ist. Finger und Gehirn sind eng miteinander verbunden. Vereinfacht gesagt, sendet das Gehirn eine Vielzahl von Befehlen an die Fingerspitzen. Übrigens enthält das Wort für »Befehl« im Japanischen (指令 *shirei)* auch das Wort für »Finger« (指 *shi).*

Darüber hinaus steuert das Gehirn nicht nur die Aktivitäten der verschiedenen Körperteile, sondern empfängt von ihnen seinerseits wiederum Reize aus der Umwelt, die in der Folge das Gehirn selbst verändern. Mit anderen Worten: Man kann mit Fingerbewegungen einen weiten Bereich des Gehirns stimulieren. Indem man die Finger aktiv bewegt, wird das Gehirn dazu angeregt, diese Information zu erfassen, und dadurch wird es aktiviert. Deshalb heißt es bei den Medizinern: »Die Finger sind das zweite Gehirn.« Finger und Gehirn sind eng miteinander verbunden und beeinflussen einander gegenseitig.

Wiederherstellung der Sprachfunktion durch therapeutisches Fingertraining

Wenn wir wieder das Homunculus-Diagramm auf Seite 34 f. betrachten, können wir erkennen, dass der Anteil der unteren Körperhälfte am Gehirn ziemlich klein ist, während sie dagegen als Körperteil deutlich größer ist als die Hand. Eigentlich sollte das selbstverständlich sein, denn was das Gehirn von der unteren Körperhälfte verlangt, sind einfache Bewegungen wie »Knie beugen« oder »Knöchel drehen«, aber keine feiner abgestimmten Aktionen. Dagegen sind Tätigkeiten der Hand, wie binden oder schneiden, ziemlich kompliziert, weil man dafür viele unterschiedliche Befehle aus dem Gehirn benötigt. Selbst mit geschlossenen Augen können wir feine Bewegungen ausführen, wie zum Beispiel die fünf Finger Daumen, Zeigefinger, Mittelfinger, Ringfinger und kleinen Finger der Reihe nach oder alle auf einmal ganz oder allmählich immer stärker beugen oder Daumen und Ringfinger einzeln bewegen. Daran lässt sich auch erkennen, dass der motorische und der somatosensorische Cortex im Gehirn richtig funktionieren. Dagegen kommt es bei Patienten mit Schlaganfall zu Beeinträchtigungen im motorischen und somatosensorischen Cortex, und die Betroffenen können ihre Finger nicht mehr nach Wunsch bewegen.

Die eingeschränkte Beweglichkeit der Finger, die etwa ein Drittel der Großhirnfläche beanspruchen, führt schließlich dazu, dass die Gehirnfunktion selbst nachlässt und die allgemeine Lebensqualität eingeschränkt wird. Deshalb werden nach einem Schlaganfall stets ergotherapeutische Rehabilitationsmaßnahmen durchgeführt, um die Beweglichkeit der Finger und der Hand wiederherzustellen. Dieses Training stimuliert einen weiten Bereich des Gehirns und aktiviert speziell den motorischen und den somatosensorischen Cortex. Durch die Bewegung der Finger werden gleichzeitig die Durchblutung und die allgemeine Aktivität des Gehirns verbessert. Aus diesem Grund führen ergotherapeutische Maßnahmen nicht nur zu einer erhöhten Beweglichkeit der Gliedmaßen, sondern auch zur Wiederherstellung der Sprachfunktion. In gewissem Sinne kann man ergotherapeutische Rehabilitation auch als Gehirnrehabilitation bezeichnen.

Der Daumen ist Motivation

Aus den bisherigen Erklärungen dürfte relativ klar geworden sein, wie eng die Verbindungen zwischen den Fingern und dem Gehirn sind. Im Folgenden soll erklärt werden, warum sich mein Interesse für die fünf Finger vor allem auf den Daumen richtet. Fast alle Bewegungen des Menschen, bei denen der Daumen verwendet wird, stärken die Motivation. Stellen Sie sich die folgenden Tätigkeiten vor:

- einen Text schreiben
- eine Tasse halten
- einen Knopf zumachen
- eine Schnur binden
- einen Wasserhahn aufdrehen
- einen Schlüssel drehen
- eine Buchseite umblättern

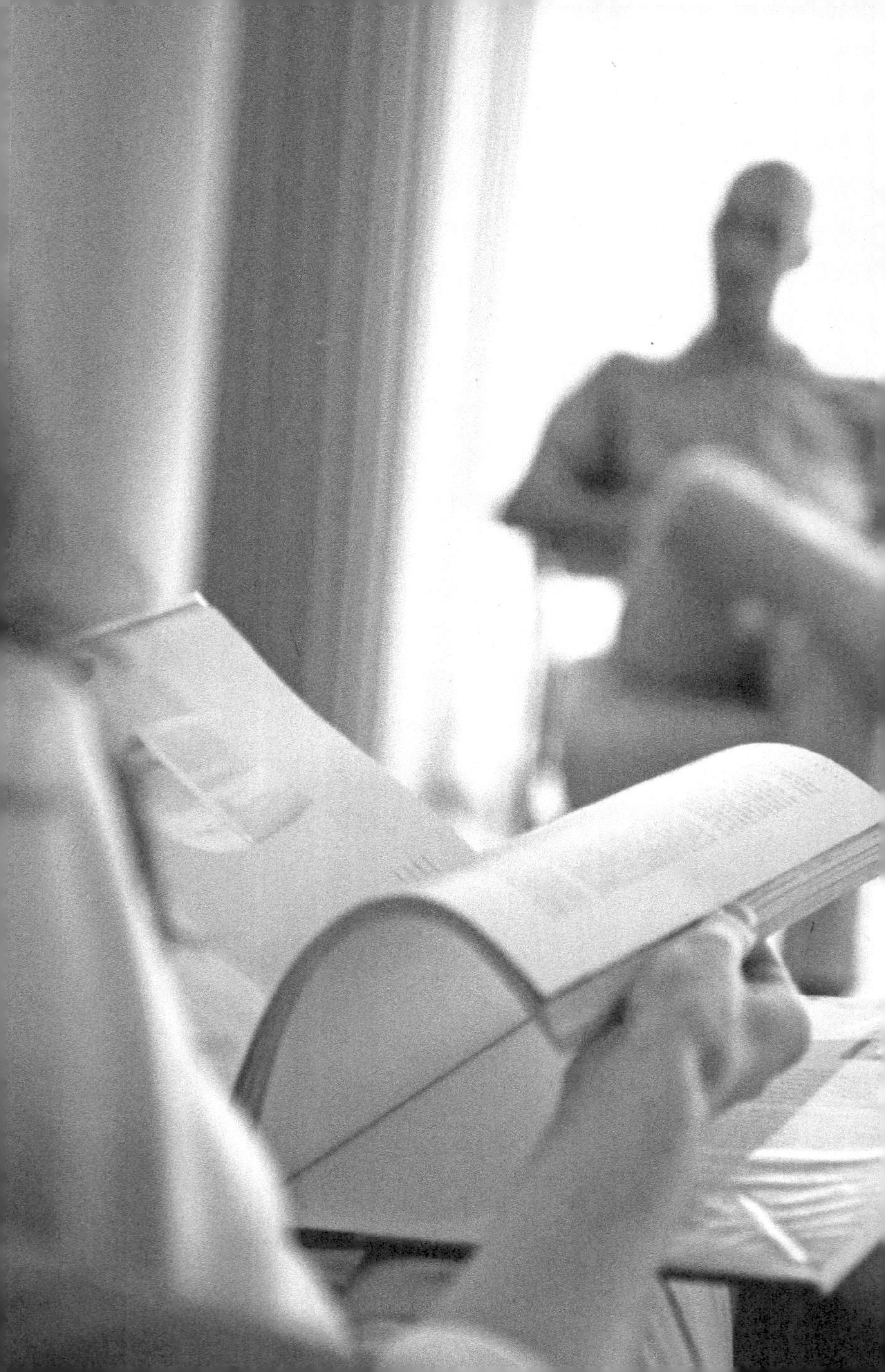

All diese Tätigkeiten können nicht ohne Daumen ausgeführt werden. Probieren Sie es einfach mal aus, freie Bewegungen mit jedem der fünf Finger zu machen. Merken Sie etwas dabei? Im Vergleich zu den anderen Fingern ist der Daumen beweglicher. Sie können ihn der Innenseite der anderen vier Finger gegenüberstellen oder ihn im Kreis drehen. Die gute Beweglichkeit des Daumens ermöglicht verschiedenste Tätigkeiten, wie halten, fassen, knöpfen, binden oder blättern.

Wenn jemand bei einem Arbeitsunfall einen Finger verliert, unterscheidet man in vielen Ländern bei der Einordnung, ob es sich um den Daumen oder um einen anderen Finger handelt, wobei der Daumen meistens zwei anderen Fingern entspricht. Mit anderen Worten heißt das, dass der Daumen so viel wert ist wie zwei andere Finger, und das beweist, welche zentrale Rolle der Daumen im täglichen Leben spielt. Falls ein anderer Finger verloren geht, wird die Beweglichkeit weniger eingeschränkt, aber das gilt nicht für den Daumen. Als der Mensch begann, den Daumen zu benutzen, konnte er zum ersten Mal Bewegungen nach Wunsch ausführen. Wenn es darum geht, »gewollte Aktionen« auszuführen, ist der Daumen ein besonders wichtiger Teil des Körpers. Deshalb denke ich: »Der Daumen ist ein Symbol für Motivation.«

Die Daumen sind deshalb eng mit dem Gehirn verbunden, damit sie ihre Aufgabe, verschiedene Anweisungen zu empfangen und auszuführen, optimal erfüllen können. Umgekehrt aktiviert die Stimulation des Daumens das Gehirn, verbessert die Durchblutung und wirkt verjüngend. So sollten Sie in der Lage sein, auch die Buchseite, die Sie gerade lesen, durch eine leichte Bewegung des Daumens umzublättern und festzuhalten. Während dieser Aktion gibt das Gehirn ständig Befehle, registriert die Sinneswahrnehmungen und meldet sich, wenn Sie Feinabstimmungen vornehmen sollen. Die gesteigerte Aktivität des Gehirns ist mit einer erhöhten Durchblutung korreliert, und das trägt dazu bei, Senilität zu verhindern.

Die Daten sind der Beweis: Daumenstimulation verbessert die Durchblutung des Gehirns!

Doch das soll nicht heißen, dass wir die Finger einfach wahllos hin und her bewegen sollen. Nach jahrelanger Praxis mit meinen Patienten und umfangreichen Studien habe ich eine ganz einfache Methode der Daumenstimulation entwickelt, die ab Seite 74 vorgestellt werden soll. Da es sich um eine einfache Stimulationsmethode handelt, die nur wenige Minuten am Tag in Anspruch nimmt, kann jeder sie praktizieren, und zwar überall. Bevor ich die Details erkläre, wollen wir zuerst die experimentellen Daten betrachten, die uns zeigen, wie stark das Gehirn bei dieser Art von Stimulation aktiviert wird.

Die hier vorgestellten Daten wurden mit dem Nahinfrarotlicht-Analysegerät LABNIRS der japanischen Firma Shimadzu (siehe Seite 44 oben) gemessen und zeigen die Veränderung des Blutflusses im Gehirn. Mit dieser Art von Nahinfrarotspektroskop (NIRS) lassen sich anhand der Bewegung von Oxyhämoglobin Veränderungen in der Hirndurchblutung messen, während das Gehirn visuelle, akustische und haptische Informationen empfängt und verarbeitet. Oxyhämoglobin, das heißt mit Sauerstoff angereichertes Hämoglobin, fließt durch die Kapillaren des Gehirns und transportiert Sauerstoff zu seinen verschiedenen Bereichen wie beispielsweise dem motorischen und dem somatosensorischen Cortex.

Anhand des Balkendiagramms auf Seite 44 lässt sich nachverfolgen, dass sich die Hirndurchblutung bei jeder der neun Übungen zur Daumenstimulation im Vergleich zum Normalzustand von 0,00 deutlich verbessert. Dabei ist vor allem das Balkendiagramm von Aufgabe 1 zu beachten.

LABNIRS

Nahinfrarotspektroskopie-Analysegerät der Firma Shimadzu

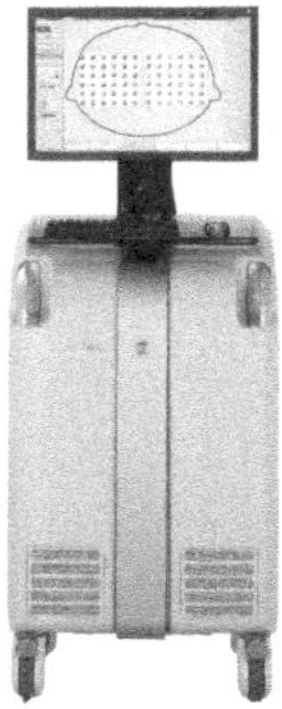

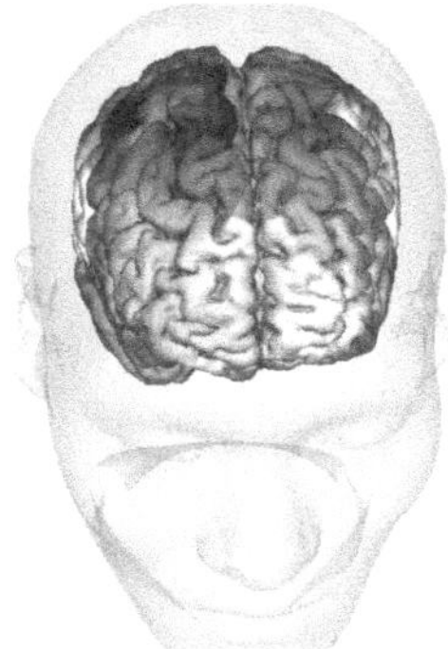

Veränderung der Konzentration von Oxyhämoglobin bei den einzelnen Übungen/Aufgaben (in µmol/L cm)
(Durchschnittswerte für 20 Sekunden pro Messstelle)

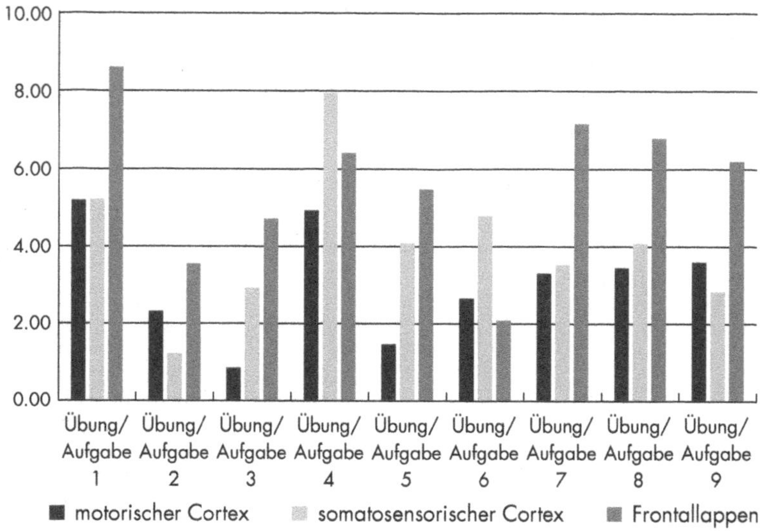

Die Messergebnisse zeigen, wie sich die Durchblutung des Gehirns durch die grundlegende erste Übung der Daumenstimulation, das Daumenbeugen, verändert (siehe Seite 78). Allein durch die Bewegung mit dem ersten Daumengelenk verbessert sich die Durchblutung des motorischen und des somatosensorischen Cortex in der parietalen Gehirnregion und im präfrontalen Cortex. Außerdem bestätigen die Daten, dass sich vor allem die Stimulation des motorischen Cortex verstärkt, wenn der rechte und der linke Daumen verschiedene Bewegungen ausführen (siehe »Übungen mit verschiedenen Bewegungen links und rechts«, Übungen 1–3, Seite 84–89). Wenn man den Akupunkturpunkt *Laogong* in der Mitte der Handfläche mit dem Daumen stimuliert (»Einfach und angenehm: Massieren und Drücken«, siehe Übungen 1–3, Seite 90–95), werden die Intention zu drücken und das angenehme Druckgefühl zu einem Stimulus, durch den der Blutfluss im Frontallappen umso stärker wird.

Die neun Hauptwirkungen der Daumenstimulation

Die Daumenstimulation zur Aktivierung und Verjüngung des Gehirns hat hauptsächlich neun Wirkungen:

1. Vorbeugung von Demenz

Der Anteil der Finger und Hände an der gesamten Körperfläche beträgt etwa ein Zehntel. Allerdings wird etwa ein Drittel des Großhirns zur Kontrolle von Fingern und Händen eingesetzt. Wenn man Finger und Hände bewegt, nimmt der Blutfluss im motorischen und im somatosensorischen Cortex um mehr als zehn Prozent zu. Dadurch wird das Großhirn stimuliert, und es wirkt präventiv gegen Demenz.

2. Ein langes und gesundes Leben

Menschen im Alter von über 60 Jahren sind mitunter verunsichert und fragen sich: »Wie lange bin ich noch in der Lage, für mich selbst zu sorgen?« Sie möchten möglichst lange leben und gesund bleiben, ohne auf die Hilfe ihrer Kinder oder anderer Menschen angewiesen zu sein. Durch die Daumenstimulation wird nicht nur Demenz verhindert, sondern es werden auch die motorischen Funktionen verbessert, weil der gesamte Körper besser durchblutet wird. Das führt dazu, dass man lange eine hohe Lebensqualität behält und gesund bleibt, ohne die Hilfe von Pflegekräften zu benötigen.

3. Steigerung der Willenskraft und der Motivation

Die Quelle menschlichen Handelns liegt in der Motivation, denn ohne Motivation fehlt der Antrieb, aktiv zu werden. Hinter jeder Bewegung mit dem Daumen, wie etwas zu fassen oder zu greifen, steht immer eine Motivation. Der Daumen selbst ist Motivation und Wille.

Das Erste, was viele Menschen mit fortschreitendem Alter bemerken, ist ein Nachlassen der Motivation. Irgendwie verlieren sie ihre Energie und spüren keinen rechten Antrieb mehr. Daran zeigt sich die Alterung des Gehirns, aber durch die Praxis der Daumenstimulation lassen sich Motivation und Wille auf natürliche Weise wieder positiv beeinflussen.

4. Ärger und Ungeduld verschwinden

In den Fingern verlaufen nicht nur zahlreiche Blutgefäße, sondern hier sind auch viele Nerven konzentriert. Das autonome Nervensystem funktioniert ursprünglich unter der Prämisse, dass sich der Körper während des Tages aktiv bewegt. Aber in unseren modernen Zeiten verbringen wir tagsüber viele Stunden in unveränderter Haltung, wenn wir zum Beispiel am Schreibtisch sitzen, mit dem Computer arbeiten, Smartphones benutzen, Dokumente erstellen oder fernsehen. Ohne dass die Betroffenen etwas merken, steht das Gehirn dabei unter enormem Stress. Das führt zu Störungen des vegetativen Nervensystems und äußert sich in einer Vielzahl von Symptomen, wie stressbedingter Erschöpfung, Frustration, Schwellungen, steifen Schultern, verkrampftem Rücken und Schlaflosigkeit.

Das Rezept gegen solche Beschwerden lautet, das vom Stress erschöpfte Gehirn zu regenerieren. Am besten ist dabei körperliche Bewegung in der freien Natur, aber tatsächlich gibt es auch ein einfaches Mittel, das man bequem zu Hause anwenden kann – die Daumenstimulation. Das Gehirn lässt sich stärken, indem man die Nerven der Finger stimuliert. Das bringt das autonome Nervensystem ins Gleichgewicht und beruhigt stressbedingte Nervosität und Angst.

5. Besseres Gedächtnis

Die Daumenstimulation wirkt sich auf das gesamte Großhirn aus, einschließlich des motorischen und des somatosensorischen Cortex, und verbessert seine Funktion. Dann kommt es nur noch selten vor, dass man sich nicht mehr erinnern kann, wie eine bestimmte Person heißt oder wohin man einen bestimmten Gegenstand gelegt hat. Durch die Aktivierung der Gehirndurchblutung lässt sich nämlich verhindern, dass sich die Funktion des für das Gedächtnis zuständigen Frontallappens verschlechtert.

6. Guter Schlaf

Mit zunehmendem Alter kommt es dazu, dass der Schlaf leichter wird und man häufiger mitten in der Nacht aufstehen muss. Ein Grund dafür besteht darin, dass das Gleichgewicht des autonomen Nervensystems gestört ist. Da Finger und Hände häufig in Kontakt mit der Außenwelt kommen, entwickeln sich darin sensorische Nerven, um die entsprechenden Stimuli zu empfangen. Selbst schwache Reize werden ohne Probleme an das Gehirn weitergeleitet, und das trägt dazu bei, dass Sympathikus und Parasympathikus wieder ins Gleichgewicht kommen. Außerdem regt die Daumenstimulation die Sekretion von Glückshormonen im Gehirn an, wodurch sie auch für guten Schlaf und Entspannung bei Stress sorgt.

7. Kälteempfindlichkeit verschwindet

Die Finger mit ihren vielen Adern sind sehr gut durchblutet. Außerdem finden sich in diesem Bereich arteriovenöse Anastomosen, wo arterielles Blut in venöses Blut übergeht. Sobald man mit dem Daumen Druck auf die Finger ausübt, wird der Blutfluss aus den Arterien in die Venen verstärkt. Dadurch wird nicht nur das Gehirn, sondern auch der gesamte Körper besser durchblutet. Wenn ich zum Beispiel bei Vorträgen das Publikum auffordere, den Daumen zu stimulieren, wird bei allen Besuchern der Körper so heiß, dass sie zu schwitzen anfangen, obwohl sie nur ruhig auf ihren Stühlen sitzen.

8. Verbesserte motorische Funktionen im Alltag

Was den Ärzten bei der ambulanten Demenzbehandlung die meisten Sorgen macht, sind vor allem solche Patienten, die fast ausschließlich zu Hause sitzen, ohne aktiv zu werden. Denn das führt unweigerlich dazu, dass die motorischen Funktionen eingeschränkt werden. Vielleicht lässt sich nicht völlig verhindern, dass die Motivation im Alter nachlässt. Wenn man jedoch die Daumenstimulation praktiziert, kommt die Motivation zurück, und man geht dann eher wieder aus dem Haus. Außerdem werden die motorischen Funktionen verbessert, wenn nicht nur die Durchblutung im Gehirn, sondern auch im ganzen Organismus aktiviert wird.

9. Stabilisierung des Blutdrucks

Im alltäglichen Leben sind wir vielerlei Stress ausgesetzt, durch den unter anderem der Sympathikus übermäßig stark stimuliert wird. Das kann Bluthochdruck verursachen und ferner zu Gefäßerkrankungen im Gehirn und zu Herzbeschwerden führen. Zusammenfassend lässt sich sagen: Wer Daumenstimulation praktiziert, kann damit rechnen, dass sich sein Blutdruck stabilisiert, weil dadurch die Durchblutung im gesamten Körper einschließlich des Gehirns verbessert und das autonome Nervensystem harmonisiert wird.

Sich vorstellen, mit Ton zu spielen

Mit solch positiven Wirkungen kann man rechnen, da komplizierte Fingerbewegungen, bei denen der Daumen eine zentrale Rolle spielt, einen starken Einfluss auf das Gehirn ausüben.

Stellen Sie sich einmal vor, wie Ihr Kind mit Ton spielt: Der Ton wird geknetet, gepresst, gestreckt, gerollt, um etwas zu formen. Dabei sind die Fingerbewegungen kompliziert, frei und flexibel. Im Kopf hat das Kind eine verschwommene Vorstellung von dem, was es formen möchte. Dieser Wunsch motiviert es dazu, seine Finger zu betätigen, und dabei spielen die Daumen die Hauptrolle.

Im nächsten Kapitel werde ich die »Daumenpower«, die das Gehirn aktiviert, genauer untersuchen. Durch

Stimulation des Daumens wird sich Ihr Gehirn verjüngen und Ihr Leben deutlich verändern. Genießen Sie weiterhin das Abenteuer mit Daumen und Gehirn!

KAPITEL 1

Wiederherstellung von Vitalität und Gedächtniskraft – die erstaunliche Daumenpower

Der Hauptunterschied zwischen Menschen und Affen

Wenn man den Daumen benutzt, verjüngt sich das Gehirn. Fingerbewegungen stimulieren den motorischen und den somatosensorischen Cortex und verbessern die Durchblutung. Dadurch werden die durch Alterung geschwächten Neuronen aktiviert, und die stagnierende Gedächtniskraft wird ebenso wie die Motivation wiederhergestellt. In der Einleitung habe ich diesen Mechanismus anhand des Homunculus-Diagramms beschrieben (siehe Seite 34 f.).

In diesem Kapitel will ich genauer erklären, wie großartig der Daumen ist. Wenn Sie die fünf Finger bewegen, können Sie erkennen, dass die vier anderen Finger so konstruiert sind, dass sie sich nur zur Handflächenseite hin beugen lassen. Dagegen lässt sich der Daumen frei in verschiedene Richtungen bewegen, und man kann ihn auch an die Innenseite der anderen vier Finger legen. Dies ist ein Merkmal des Menschen, das in dieser Form bei anderen Tieren nicht zu finden ist. Der Mensch hat sich aus dem gemeinsamen Vorfahren mit dem Affen in diese Richtung entwickelt, weil er diesen einzigartigen Finger besitzt.

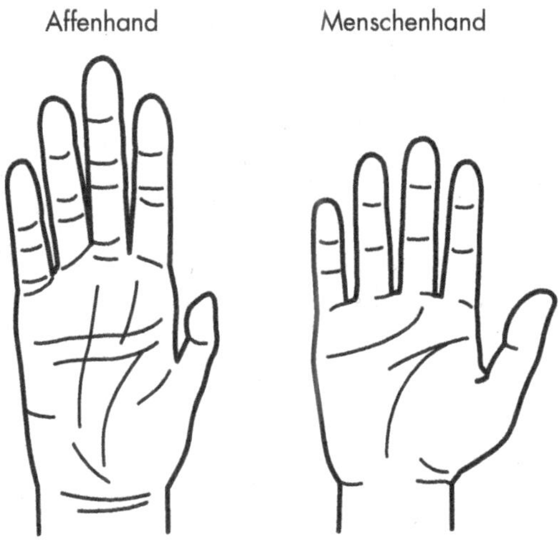

Links die Hand eines Schimpansen. Im Vergleich zu den anderen vier Fingern ist der Daumen extrem kurz, im Gegensatz zur Hand des Menschen (rechts).

Bei den mit uns eng verwandten Menschenaffen Gorilla, Schimpanse und Orang-Utan ist der Daumen sehr kurz und lässt sich auch nicht an die Innenseite der anderen vier Finger legen. Aus diesem Grund gibt es im Vergleich zum Menschen einen großen Unterschied im Greifen von Objekten. So kann ich mich erinnern, dass unser Sportlehrer, als wir in der Schule am Reck den Felgaufschwung übten, zu mir sagte: »Du machst eine Affenhand. Halte die Stange mit Obergriff und Untergriff!« Mit Affenhand bezeichnet man eine Art von Griff, bei dem man die Reckstange mit allen fünf

Fingern, einschließlich des Daumens, von oben fasst. Dieser Griff wird so genannt, weil er dem Haltegriff von Menschenaffen ähnelt.

Der Affendaumen ist kurz und kann nicht weit nach innen gebeugt werden. Dennoch können sich Affen damit frei auf Bäumen bewegen, doch wenn sie einen Ast greifen, wird der Daumen dabei kaum benutzt.

Wenn der Mensch eine Reckstange mit der Affenhand greift, fehlt es der Hand an Kraft, und das kann dazu führen, dass die Hand den Körper nicht mehr halten kann und von der Stange abrutscht. Deshalb wird man dazu angeleitet, die Reckstange mit den vier Fingern vom Zeigefinger bis zum kleinen Finger von oben und mit dem Daumen von unten zu greifen, das heißt, die Stange mit dem Obergriff zu fassen. Dadurch wird die Griffstärke vollständig auf die Stange übertragen, und man kann den Körper auch dann festhalten, wenn man sich um die Reckstange dreht und eine entsprechende Fliehkraft einwirkt. Wenn man, wie oben beschrieben, Objekte mit Handfläche und Fingern hält, wird das professionell als *Kamm- oder Ristgriff* bezeichnet; wenn man dagegen nur die Finger benutzt, heißt das *präziser Griff.* So ist der Griff, mit dem man zum Beispiel einen Mörserstößel ordentlich mit der Handfläche festhält, ein Kammgriff, und der Griff mit den Fingerspitzen bei feinen Arbeiten ist ein präziser Griff. Während das für Menschenaffen schwierig ist, hat der Mensch dabei keine Probleme.

Dies ist der Unterschied zwischen der Affenhand und der Menschenhand. Entscheidend dabei ist, ob der Daumen effektiv genutzt werden kann oder nicht; letztendlich führte das auch zur unterschiedlichen Entwicklung des Gehirns bei Menschen und Affen.

Durch den Daumen wurde das menschliche Gehirn größer

Kann der Daumen mit feinen Dingen umgehen oder nicht? Je nachdem, wie die Antwort auf diese Frage lautet, haben sich die Werkzeuge, die von Menschenaffen oder von Menschen verwendet werden, ganz unterschiedlich entwickelt. Abgesehen von einigen trainierten Schimpansen benutzen Menschenaffen lediglich Steine und Äste als Werkzeuge. Dagegen verfügt der Mensch nicht nur über eine große Zahl verschiedener Werkzeuge, sondern er kann auch die Finger auf geschickte und erfinderische Art benutzen. So kann man davon ausgehen, dass das menschliche Gehirn durch die verschiedenen Aktivitäten der Hand, bei denen der Daumen eine zentrale Rolle spielt, in höherem Maße aktiviert wurde und sich dementsprechend schnell entwickelt hat.

Das Gehirn des modernen Menschen wiegt durchschnittlich 1400 Gramm, aber am Beginn der menschlichen Evolution vor einigen Millionen Jahren war es nur etwa ein Drittel so schwer. Während der Entwicklung vom Affenmenschen zum Menschen wurden aus groben Werkzeugen wie Holzstangen und Steinen nach und nach Speere, Bögen oder Hacken. Mit anderen Worten: Zwei Drittel der Gehirnmasse des modernen Menschen haben sich entwickelt, nachdem der Mensch Daumen, Finger und Hände benutzte und lernte, Werkzeuge herzustellen und zu beherrschen. Auf der anderen Seite hat sich das Gehirn der Menschenaffen von einem bestimmten Zeitpunkt an nicht mehr weiterentwickelt. Affen sind nicht dazu in der Lage, feine Bewegungen mit dem Daumen auszuführen. Deshalb ist anzunehmen, dass die Aktivierung ihres Gehirns in viel geringerem Umfang erfolgte und dessen Evolution begrenzt war.

An dieser Stelle möchte ich einen Blick auf unsere moderne Lebensweise werfen. Wenn Sie in Japan eine Toilette mit modernster Technik betreten, geht das Licht automatisch an, und ein auf den Menschen reagierender Sensor sorgt dafür, dass sich der Deckel der Toilette von selbst öffnet. Sobald man fertig ist, kann man sich den

Hintern mit Warmwasser waschen lassen, und je nach Modell tritt die Wasserspülung beim Aufstehen automatisch in Aktion.

Auch wenn Sie zu Hause eine Küche haben und sich selbst eine Mahlzeit zubereiten könnten, besteht jederzeit die Möglichkeit, sich im Supermarkt ein Fertiggericht zu kaufen und etwas Warmes zu essen, wenn Sie die Mikrowelle benutzen. Der Putzroboter wird Ihre Wohnung selbstständig reinigen, und das Geschirr wird strahlend sauber, wenn Sie es einfach in Ihren Geschirrspüler stellen.

Leider haben diese Erleichterungen auch einen Nachteil: Wenn das Leben immer bequemer wird, gibt es auch immer weniger Gelegenheit, die Hände zu benutzen, und damit auch weniger Situationen, in denen der Daumen in Aktion treten kann. Kurz gesagt: Wir werden im täglichen Leben nach und nach wieder zum Affen. Folglich gibt es auch weniger Aktivitäten, bei denen der Daumen das Gehirn stimuliert. Unabhängig vom Lebensalter kann dies dazu führen, dass sich die Alterung der Gehirnzellen beschleunigt. Es ist nicht unbedingt immer so gut für das Gehirn und den Körper, wenn das Leben zu bequem wird und der Fortschritt alle Hindernisse aus dem Weg räumt.

Ohne Daumen kann man nicht einmal eine Brille aufsetzen

Wie in der Einleitung erklärt wurde, zeigt der Blick auf unser alltägliches Leben, dass unser Daumen mehr leistet, als man vermutet. Da sich der Daumen an die Spitze der vier anderen Finger legen lässt, können wir einen dünnen Faden »fassen«, den Schlüssel der Eingangstür »drehen«, einen Knopf »zumachen« oder mit einem Stift »schreiben«. Dagegen kann man ohne Daumen lediglich noch einfache Bewegungen wie »Greifen« ausführen. Selbst das »Aufsetzen« einer Brille wird schwierig.

So sind zum Beispiel die folgenden Aktionen ohne Daumen sehr schwierig:

- An- und Auskleiden (Knöpfe schließen und aufmachen, Kleidungsstücke an- und ausziehen)
- Tätigkeiten am Waschbecken (Zahnbecher halten, Zahnbürste greifen, Zähne putzen, Gesicht waschen, rasieren, Make-up auftragen)
- Toilette (Toilettenpapier abreißen, den Hintern putzen, die Klobürste verwenden)
- Rund ums Essen (Gemüse, Wurst, Käse schneiden, kochen, Tisch decken, Geschirr spülen, die Küche aufräumen)

- Putzen (aufräumen, aufwischen, Staubsauger benutzen)
- Waschen (Waschmaschine füllen und leeren, Wäsche aufhängen, abnehmen und zusammenlegen)
- Autofahren (Tür öffnen, Zündschlüssel drehen, Motor anlassen, Gang einlegen, Lenkrad bedienen)
- Lesen (Bücher halten, Seiten umblättern)
- Schreiben (mit Schreibgerät, durch Eingabe am PC oder Smartphone)
- Sport und Hobbys (Handball, Tennis, Golf, Bowling, Angeln, Spiele etc.)

Wie bereits erwähnt, hieß es schon immer, dass Menschen, die ihre Finger bewegen, nicht so schnell senil werden, denn Finger und Gehirn sind eng miteinander verbunden. Es scheint jedoch eine Tendenz zu geben, dass vor allem die Generation älterer Männer, die weniger Gelegenheit zu Hausarbeit hatten als Frauen, den Daumen nicht genügend benutzt. Um Ihnen ein Gefühl für diese Krise zu vermitteln, möchte ich im nächsten Abschnitt die Verbindungen zwischen Daumen und Gehirn genauer erklären.

Motorischer und somatosensorischer Cortex als Schlüssel zur Verjüngung

Warum werden Menschen, die ihre Finger bewegen, nicht so schnell senil? Um diese Frage zu beantworten, sollten Sie wissen, wie das Gehirn, insbesondere der motorische und der somatosensorische Cortex funktionieren.

Zunächst wollen wir uns mit der Funktionsweise des Gehirns im Allgemeinen befassen. Wissenschaftlich betrachtet, ist die Arbeit des Gehirns sehr komplex, aber um die Wirkung der Daumenstimulation zu verstehen, genügt es, wenn wir uns auf die folgenden drei Punkte konzentrieren:

1. Informationen von außen empfangen (Input),
2. eingehende Informationen verarbeiten (Beurteilung),
3. dem Körper Handlungsanweisungen geben (Output).

Nehmen wir zum Beispiel einmal an, dass Ihnen köstliche Sushi serviert werden. Zu diesem Zeitpunkt erhält das Gehirn die Information: »Das ist halbfetter Thunfisch« (Input), kommt zu dem Schluss: »Das will ich sofort essen« (Beurteilung), und gibt den Befehl zu folgender Aktion: »Das Sushi-Stück so halten, dass es nicht zerdrückt wird, in Sojasauce tunken und zum Mund führen« (Output). Der für die Aufgabe des Inputs verantwortliche Teil ist der somatosensorische Cortex im Scheitellappen, die Aufgabe des Outputs übernimmt der motorische Cortex im Frontallappen. Wenn das Gehirn Reize empfängt und verarbeitet, führt das zu besserer Durchblutung und zur Aktivierung. Sowohl die Feststellung, dass es sich um halbfetten Thunfisch handelt, als auch der Wunsch, gleich zu essen, und die Aktion, das Sushi-Stück in die Hand zu nehmen und zum Mund zu führen, sind neue Stimuli für das Gehirn.

Um das noch einmal zu wiederholen:

1. Informationen von außen empfangen (Input) → Aktivierung des somatosensorischen Cortex;
2. die eingehenden Informationen verarbeiten (Beurteilung) → Aktivierung des Frontallappens;
3. dem Körper Handlungsanweisungen erteilen (Output) → Aktivierung des motorischen Cortex.

Demenzrisiko durch Nachlassen des motorischen und des somatosensorischen Cortex

Lassen Sie uns im Folgenden untersuchen, wie die Gehirntätigkeit mit den Fingern zusammenhängt. An dieser Stelle möchte ich Sie noch einmal auf das Homunculus-Diagramm (siehe Seite 34 f.) hinweisen. Sie werden sich sicher erinnern, dass unter allen Körperteilen, die in Verbindung mit dem somatosensorischen und dem motorischen Cortex stehen, der von den Händen und Fingern besetzte Bereich auffällig groß ist. Besonders beim motorischen Cortex fällt auf, dass Hände und Finger etwa ein Drittel der Gesamtfläche einnehmen. Mit anderen Worten: Wenn das Gehirn Input, Beurteilung und Output durchführt und der Mensch irgendeine Aktion ausführt, sind unweigerlich Hände und Finger beteiligt.

Dies ist die Grundlage für die Behauptung, dass Menschen, die ihre Hände eifrig bewegen, nicht so schnell senil werden. Menschen, die Klavier oder Gitarre spielen, Handarbeiten zu ihren Hobbys zählen, gerne kochen und im Alltag ganz allgemein eifrig die Finger benutzen, senden natürlich ständig neue Stimuli an den weiten Bereich des motorischen und des somatosensorischen Cortex. Wenn sich dagegen in Ihrem alltäglichen Leben die bewusste Aktivität Ihrer Finger darauf beschränkt, die TV-Fernbedienung zu betätigen oder die Zeitung umzublättern, dann sollten Sie Ihre Lebensweise überdenken bzw. dementsprechend ändern, dass Sie Ihren Fingern mehr Aufmerksamkeit schenken. Andernfalls verliert das Gehirn allmählich seine Vitalität, weil der motorische und der somatosensorische Cortex nicht mehr genügend Reize empfangen. Wenn dieser Zustand über längere Zeit anhält, müssen Sie in Zukunft damit rechnen, dass Sie vergesslich werden, Ihre Motivation nachlässt und sich schließlich Demenz entwickelt.

Um dieses Risiko zu reduzieren, ist es wichtig, das Gehirn zu stimulieren, seine Durchblutung zu verbessern und die vorhandenen Nervenzellen zu aktivieren. Der Schlüssel dazu sind Hände und Finger, und eine enorme Wirkung haben dabei alle Aktivitäten, an denen der Daumen beteiligt ist. Deshalb habe ich die Methode der Daumenstimulation entwickelt, die im nächsten Kapitel vorgestellt wird.

Verjüngen Sie Ihr Gehirn, indem Sie die Daumen bewusst bewegen und dem motorischen und dem somatosensorischen Cortex frische Impulse geben.

Nachlassen der Motivation als Zeichen für die Alterung des Gehirns

Es gibt zwei Hauptgründe, weshalb ich so großen Wert auf den Daumen lege. Wie bereits wiederholt erklärt, liegt der erste Grund in seiner engen Verbindung mit dem motorischen und dem somatosensorischen Cortex, der zweite im Zusammenhang zwischen Daumen und Motivation. Motivation ist extrem wichtig, um Alterung und Demenz zu verhindern. Bei der Untersuchung von tausend Demenzpatienten monatlich habe ich gelernt, dass das Gehirn ernsthaft zu altern anfängt, wenn die Motivation nachlässt.

Viele ältere Menschen, bei denen noch keine Demenz diagnostiziert wurde, betrachten es als den größten Unterschied zwischen ihren jungen Jahren und ihrem jetzigen Zustand, ob sie motiviert sind oder nicht:

»Irgendwie habe ich keine Lust mehr.«

»Etwas zu tun ist mir lästig geworden.«

»Ich verbringe viel Zeit mit der Erinnerung an frühere Jahre.«

»Ich bin ungeduldiger als noch vor einigen Jahren.«

An solchen Veränderungen des Empfindens und Denkens zeigt sich die Alterung des Gehirns.

Für Personen, die derzeit im aktiven Leben stehen,

mag es schwierig sein, sich das vorzustellen; doch wenn man erst einmal in den Ruhestand getreten ist, gibt es keinen Ort mehr, an den man täglich zu gehen hat. Nach meiner Erfahrung gibt es nicht wenige Männer, die Schwierigkeiten haben, etwas zu finden, mit dem sie ihre Zeit sinnvoll ausfüllen können. Im Vergleich zur aktiven Zeit nimmt die Stimulation extrem ab, dadurch wird das Gehirn allmählich geschädigt.

»Dann, vor einem Jahr, verschwand ganz plötzlich meine Motivation, und ich zog mich im Alltag immer mehr zurück.« Diese Tendenz ist stärker ausgeprägt bei den Männern, die bis kurz vor der Pensionierung noch Höchstleistungen zu erbringen hatten. Ich kenne zahlreiche Fälle, in denen die Betroffenen nach der Pensionierung plötzlich gealtert sind. Das hängt mit der Inaktivität des Gehirns zusammen. Inaktivität führt dazu, dass Muskeln und andere Körperteile ihre Funktionsfähigkeit verlieren. Auch der Fall eines Astronauten, der im All lange Zeit im Zustand der Schwerelosigkeit verbracht hatte und nach seiner Rückkehr zur Erde nicht mehr gehen konnte, hängt mit der Inaktivität der Muskeln zusammen. Wenn das Gehirn keine Reize empfängt, werden die entsprechenden Gehirnzonen ebenfalls inaktiv, und ihre Funktion lässt nach. Eine nachlassende Stimulation des Frontallappens, der Quelle der Motivation, führt zu Motivationsverlust.

In Bewegungen mit Beteiligung des Daumens äußert sich Motivation

Der Frontallappen hat drei Hauptaufgaben:

1. Aktivierung der Motivation und des Willens
2. logisches Denken
3. Kontrolle des Verstands

»Dieser Mann wurde jähzornig, nachdem er Opa geworden war…« Wenn man solche Veränderungen bei Menschen in seiner Umgebung beobachtet, wird man meistens feststellen, dass sich die Persönlichkeit des Betreffenden verändert hat. »Ich bin im Alter stur geworden«, heißt es dann zum Beispiel. Als Experte bin ich der Meinung, dass das mit der fortschreitenden Alterung des Gehirns zusammenhängt. Denn der Grund, warum ältere Menschen zu Jähzorn neigen, besteht darin, dass sie den tieferen Sinn nicht mehr begreifen und den Verstand nicht mehr kontrollieren können. Außerdem führt das Nachlassen der Frontallappenfunktion dazu, dass neue Dinge mit fortschreitendem Alter nicht mehr aufgenommen werden können. Mit anderen Worten: Ein wichtiger Schlüssel zur Verjüngung des Gehirns besteht darin, die Funktionen des Frontallappens zusammen mit den Funktionen des motorischen und somatosensorischen Cortex aufrechtzuerhalten und zu verbessern. In dieser Hinsicht eignen sich alle Tätigkeiten, bei denen der Daumen betätigt wird, denn sie führen zu einer starken Stimulation des Frontallappens und fast alle Bewegungen mit dem Daumen sind von der Motivation begleitet, »etwas zu machen«.

Beim Umblättern einer Buchseite liegt die Motivation darin weiterzulesen.

Beim Drehen eines Türgriffs ist die Motivation voranzugehen.

Wenn man jemandem die Schultern massieren will, ist es die Motivation, dieser Person ein angenehmes Gefühl zu vermitteln.

Wenn man einen Stift in die Hand nimmt, ist es die Motivation, etwas aufzuschreiben.

Wenn man zu einer Aktion motiviert wird, gibt der Frontallappen vorher immer eine Bewegungsanweisung, und dadurch wird rückwirkend der Frontallappen stimuliert. Allen Bewegungen, bei denen der Daumen auf diese Weise benutzt wird, liegt stets eine Motivation zugrunde. Der Bewegungsbereich der anderen vier Finger ist jedoch im Vergleich zum Daumen begrenzt, deshalb ist ihr Einfluss auf das Gehirn nicht so stark wie beim Daumen. Erst als der Daumen beteiligt war, wurden die Bewegungen kreativ. Die Kreativität, die den

Frontallappen stimuliert und aktiviert, liegt in der Daumenbewegung.

Wenn das Gehirn stimuliert wird, bleibt es vital, wird nicht senil und reagiert nicht zornig

Am Ende dieses Kapitels möchte ich noch einmal auf die beiden Punkte zurückkommen, die für die Stimulation des Gehirns, die Verhinderung von Demenz und die Aktivierung der Motivation wichtig sind:

1. Den Daumen bewegen und den motorischen und den somatosensorischen Cortex stimulieren.
   Dadurch wird nicht nur die Durchblutung des motorischen und somatosensorischen Cortex, sondern auch der Blutfluss im Gehirn verbessert, Demenz verhindert und das Gehirn verjüngt.
2. Den Daumen benutzen, mit Motivation Dinge anfassen und Bewegungen ausführen.
   Dies stimuliert den Frontallappen, die Quelle der Motivation, und der Blutfluss wird gesteigert. Die Vitalität, die mit fortschreitendem Alter abnimmt, wird sich regenerieren.

Punkt 1 lässt sich erreichen, wenn man die in Kapitel 2 vorgestellte Methode der Daumenstimulation praktiziert.

Punkt 2 können Sie verbessern, indem Sie im täglichen Leben mit vielerlei verschiedenen Dingen umgehen. Die konkrete Methode wird in Kapitel 3 »Im Alltag mit der Daumenstimulation das Gehirn verjüngen« (siehe Seite 97) vorgestellt.

Lange Zeit wurde angenommen, dass die Zahl der Neuronen im menschlichen Gehirn ein oder zwei Monate nach der Geburt ihr Maximum erreicht und danach abnimmt. Neuere Forschungen haben jedoch ergeben, dass das Gehirn verjüngt werden kann, selbst wenn die Zahl der Nervenzellen abnimmt. Das hängt damit zusammen, dass die von der Hand ausgehenden Reize, bei denen der Daumen im Mittelpunkt steht, einen so großen Einfluss haben. Auch wenn das Gedächtnis im Alter schwächer wird, lässt es sich wieder verjüngen, wenn man den Daumen bewusst benutzt. Der Schlüssel zu einem Leben ohne Senilität ist der Daumen.

Im nächsten Kapitel werde ich Ihnen nun meine Methode der Daumenstimulation erklären.

KAPITEL 2

Das Gehirn mittels Daumenstimulation verjüngen

Die Daumenstimulation konzentriert sich auf zwei wunderbare Funktionen des Daumens

Jetzt halten Sie dieses Buch in Händen, öffnen die Seite, die Sie gerade lesen möchten, und wenn Sie auf die nächste Seite umblättern, werden Sie wahrscheinlich den rechten Daumen ein wenig anheben und/oder mit Daumen und Zeigefinger der rechten Hand umblättern, um weiterzulesen. Diese Abfolge von Aktionen lässt sich ohne Daumen nicht ausführen.

In Kapitel 1 haben wir die Unterschiede zwischen der Hand von Menschen und Affen erklärt und erkannt, dass unsere Daumen erstaunliche Eigenschaften besitzen. So sind wir in der Lage, den Daumen zu opponieren, das heißt, ihn der Innenseite der anderen Finger gegenüberzustellen und sie fest zusammenzudrücken. Aufgrund dieser Bewegungsmöglichkeit können Sie ein Buch in die Hand nehmen, es abwechselnd in der linken oder rechten Hand halten sowie Seiten öffnen und umblättern.

Das ist aber nicht der einzige Vorteil, den Sie von der Oppositionsstellung von Fingern und Daumen haben. Zum Beispiel sind feinere Aktionen, wie das Trennen von doppellagigen Papiertüchern oder das Einfädeln eines Fadens durch ein Nadelöhr, nur deshalb möglich, weil unser Daumen die Bewegung der Daumenopposition ausführen kann. Sie wird beim Menschen durch ein spezielles Gelenk an der Daumenwurzel, das Daumengrundgelenk, ermöglicht. Die beiden Knochen, die dieses Gelenk bilden, sind wie ein Pferdesattel geformt, deshalb wird es auch als Sattelgelenk bezeichnet. Da in diesem Fall zwei Sättel übereinanderliegen, können wir den Daumen drehen, weit in Richtung Handfläche beugen und verschiedenste Dinge greifen.

Die Übungen zur Daumenstimulation, die in diesem Kapitel vorgestellt werden, führen zur Aktivierung des Gehirns. Dabei werden vor allem zwei exklusive Merkmale des Daumens genutzt: die Daumenopposition und das Sattelgelenk. Zuerst führen wir die drei »Grundübungen der Daumenstimulation« aus, eine Kombination aus relativ einfachen Bewegungen. Üben Sie diese täglich. Wenn Sie sich daran gewöhnt haben, dann praktizieren Sie als Nächstes die etwas schwierigeren »Übungen mit verschiedenen Bewegungen rechts und links« und die »Stimulation durch Massieren und Drücken«, die Sie jederzeit ganz einfach im Sitzen ausführen können. Das fördert die Stimulierung des motorischen und somatosensorischen Cortex, sorgt für eine bessere Durchblutung und Aktivierung der Gehirnfunktion und leitet eine Verjüngung ein.

Drei Punkte bei der Daumenstimulation

Die Daumenstimulation wirkt sich positiv auf das gesamte Gehirn aus, da die rechte Hand mit der linken Gehirnhälfte verbunden ist und die linke Hand mit der rechten Gehirnhälfte. Als Rechtshänder schreiben Sie normalerweise mit Ihrer rechten Hand, greifen Objekte mit der rechten Hand und halten beim Essen das Messer mit der rechten Hand. So führen Sie ein Leben, bei dem die linke Gehirnhälfte aktiv ist, während die rechte Gehirnhälfte zu wenig stimuliert wird. Deshalb sollten Sie ab und zu auch einmal mit der linken Hand schreiben, die Zahnbürste mit der linken Hand halten und das Smartphone mit der linken Hand bedienen. Das ist zunächst frustrierend, weil es nicht wie gewünscht funktioniert, aber dieses vage Gefühl ist für das Gehirn ein positiver Stimulus, der die rechte Gehirnhälfte belebt. Trotzdem fällt es uns ziemlich schwer, im Alltag die nichtdominante Hand zu benutzen. Doch bei der von mir erarbeiteten Methode der Daumenstimulation werden stets beide Hände gleichzeitig benutzt. Da auf diese Weise sowohl Rechtshänder als auch Linkshänder diejenige Hand bewegen, die normalerweise nicht zum Einsatz kommt, wird das gesamte Gehirn stimuliert und aktiviert. Auch an der Gehirnrehabilitation in ambulanter Behandlung nehmen täglich viele Menschen teil und erfahren die positiven Wirkungen.

Bei der Daumenstimulation sind drei Punkte wichtig:

1. Achten Sie auf die Grundhaltung:
   Setzen Sie sich auf einen Stuhl, strecken Sie den Rücken und legen Sie die Arme an die Seite. Atmen Sie langsam, ohne die Luft anzuhalten.
2. Achten Sie darauf, welche Gelenke Sie beugen oder strecken:
   Richten Sie Ihre Aufmerksamkeit auf das Gefühl beim Beugen oder Strecken des ersten Daumengelenks, auf die Bewegungen selbst und auf die von der Bewegung ausgehenden Impulse. Dies führt zu neuen Stimuli für den motorischen und den somatosensorischen Cortex und aktiviert das Gehirn.
3. Üben Sie je einmal morgens und abends:
   Die einzelnen Übungen sind umso effektiver, wenn sie am Morgen und am Abend praktiziert werden. Absolvieren Sie täglich alle drei Grundübungen und machen Sie dazu nach Belieben andere Stimulationsübungen. Sie können auch tagsüber üben. Zu den Vorteilen dieser Übungen gehört es, dass man sie selbst beim Lesen oder auf dem Weg zur Arbeit machen kann.

Die Grundübungen der Daumenstimulation

Üben Sie jeden Tag!

1. Daumen beugen

Bei der ersten Übung wird allein das erste Daumengelenk gebeugt und gestreckt. Wichtig dabei ist, genau darauf zu achten, was Sie beim Beugen dieses Gelenks verspüren. Denn das wird zu einem Stimulus für den somatosensorischen Cortex und steigert den Blutfluss im Gehirn. Da man diese Übung jederzeit machen kann, sollte man sie morgens und abends sowie tagsüber in freien Momenten praktizieren.

1. Setzen Sie sich auf einen Stuhl, strecken Sie den Rücken, legen Sie die Arme mit den Ellbogen an die Seite und strecken Sie die Unterarme nach vorne. Dann ballen Sie die Fäuste und strecken die Daumen nach oben.

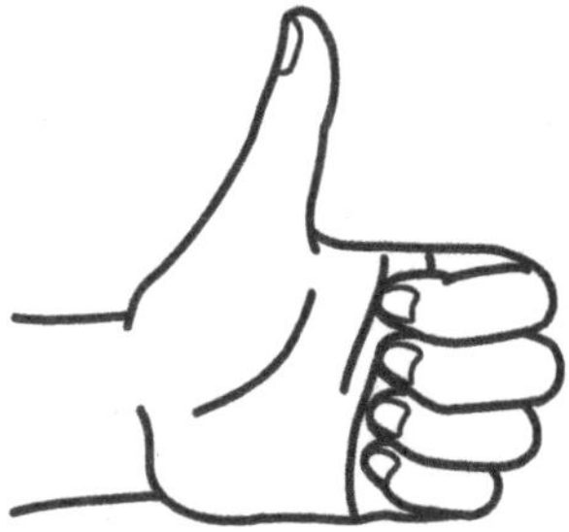

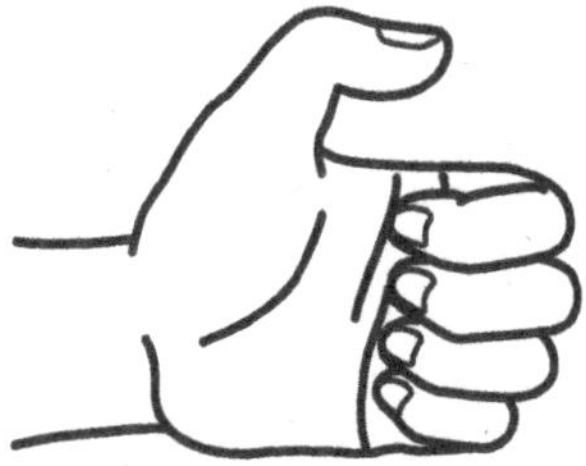

2. Während Sie langsam ausatmen, beugen Sie das erste Daumengelenk so weit wie möglich.

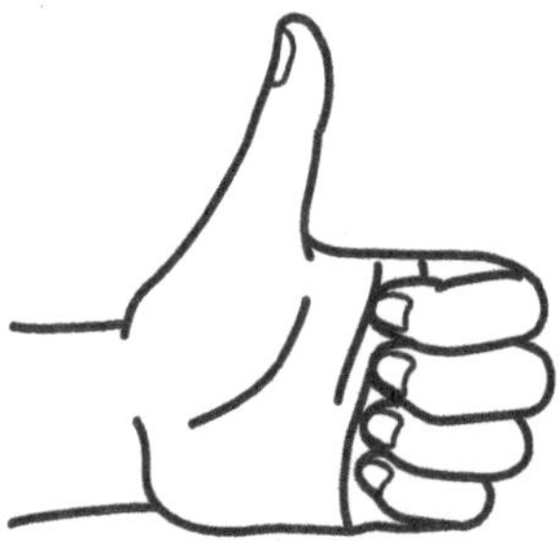

3. Danach atmen Sie ein und strecken dabei langsam die Daumen. Wiederholen Sie die Übung zehn Mal mit beiden Händen gleichzeitig.

WICHTIG:

Ich spüre deutlich, wie sich das erste Daumengelenk beugt.

2. Daumen öffnen und schließen

Bei der zweiten Übung drehen Sie die Handflächen nach oben, berühren die Basis des kleinen Fingers mit dem Daumen und gehen wieder zurück in die Ausgangsposition. Dabei müssen Sie die Basis des kleinen Fingers nicht unbedingt berühren. Übertreiben Sie nicht, sondern beugen Sie den Daumen einfach so weit wie möglich.

Wichtig dabei ist, beim Beugen des Daumens den Stimulus zu spüren, der unterhalb der Handfläche von der Handwurzel ausgeht. Dort befindet sich das versteckte dritte Daumengelenk. Durch dessen bewusste Stimulation wird der somatosensorische Cortex aktiviert.

1. Setzen Sie sich auf einen Stuhl, strecken Sie den Rücken, legen Sie die Arme mit den Ellbogen an die Seite und öffnen Sie beide Handflächen nach oben.

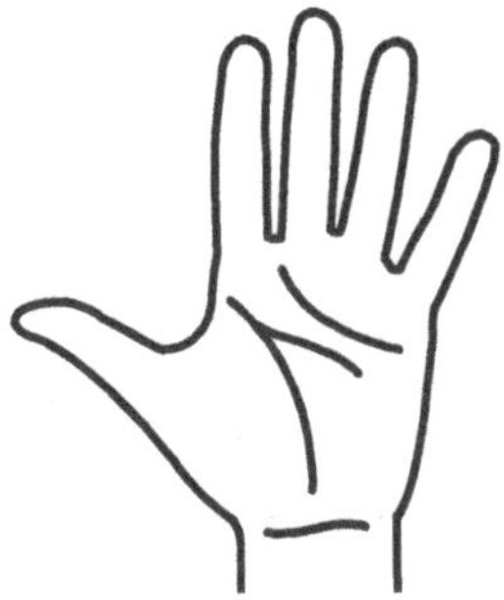

2. Während Sie langsam ausatmen, beugen Sie gleichzeitig den linken und den rechten Daumen von der Wurzel her nach innen und legen die Daumenspitzen an die Basis der kleinen Finger.

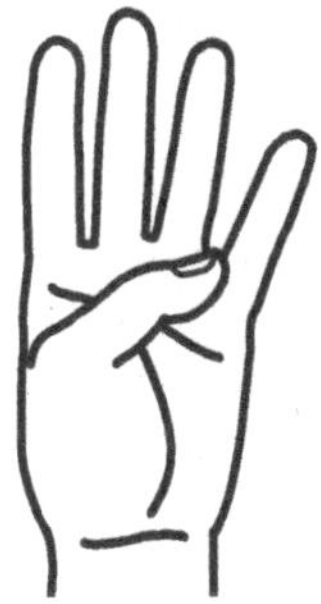

3. Während Sie langsam einatmen, führen Sie den Daumen zurück. Wiederholen Sie die Übung zehn Mal mit beiden Händen gleichzeitig.

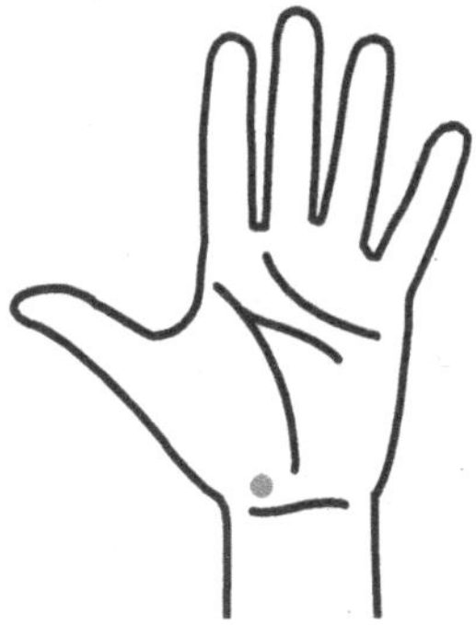

WICHTIG:

Beim Beugen und Stecken sollte man den Reiz am dritten Daumengelenk an der Handwurzel bewusst spüren.

3. Mit dem Daumen leicht klopfen

Bei der dritten Übung klopfen die Fingerspitzen gegeneinander, und zwar nacheinander in dieser Reihenfolge: Daumen gegen Zeigefinger, gegen Mittelfinger, gegen Ringfinger und gegen kleinen Finger, und zwar gleichzeitig mit beiden Händen. Machen Sie die Bewegungen in Ihrem eigenen Tempo und Rhythmus. Das leichte Klopfen bewirkt, dass der motorische und der somatosensorische Cortex stimuliert werden und sich die Durchblutung des Gehirns verbessert.

1. Setzen Sie sich auf einen Stuhl, strecken Sie den Rücken, legen Sie die Arme mit den Ellbogen an die Seite und öffnen Sie beide Handflächen nach vorne (Supinationsstellung).

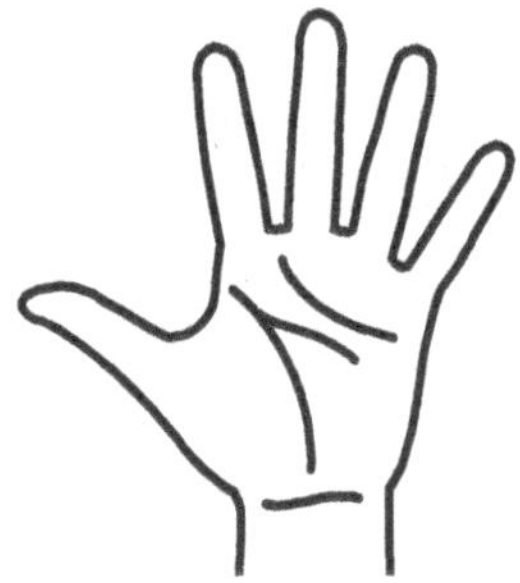

2. Klopfen Sie die Fingerspitzen gegeneinander, und zwar nacheinander in dieser Reihenfolge: Daumen gegen Zeigefinger, gegen Mittelfinger, gegen Ringfinger und gegen kleinen Finger.

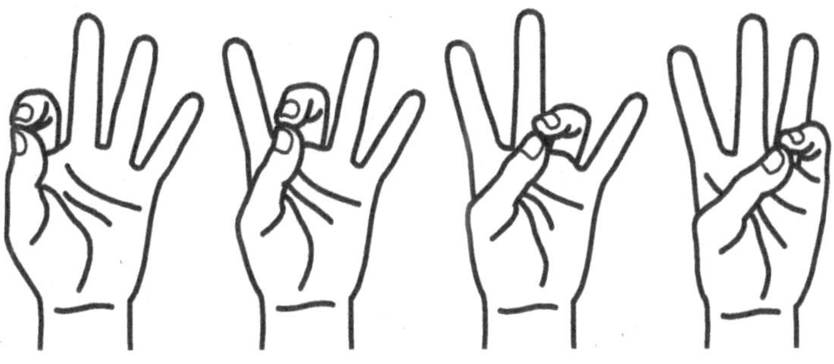

3. Anschließend in umgekehrter Reihenfolge: Daumen gegen kleinen Finger, gegen Ringfinger, gegen Mittelfinger und gegen Zeigefinger. Fünf Mal hin und zurück ist ein Satz.

WICHTIG:

Wenn es Ihnen schwerfällt, mit beiden Hände gleichzeitig zu üben, können Sie es auch mit jeder Hand einzeln machen.

Weitere Aktivierung des Gehirns:

Übungen mit verschiedenen Bewegungen links und rechts

1. Abwechselnd öffnen und schließen

Nun kommen wir zu den Übungen, bei denen die Finger der linken und der rechten Hand verschiedene Bewegungen ausführen. Da der Schwierigkeitsgrad dabei steigt, reagiert das Gehirn zunächst leicht verwirrt. Durch diese bewusste Herausforderung wird das Gehirn zusätzlich aktiviert.

Trotzdem ist die erste Übung, das abwechselnde Öffnen und Schließen, ziemlich einfach: gleichzeitig rechte Hand spreizen, linke Hand schließen, dann linke Hand spreizen, rechte Hand schließen. Die Übung zwanzig Mal wiederholen, das ergibt eine Serie. Wem das leichtfällt, der kann den Schwierigkeitsgrad erhöhen und die Stimuli für das Gehirn weiter verstärken, indem er beim Schließen der Hand abwechselnd einmal den Daumen mit den Fingern umfasst und einmal außen auf die Finger legt.

1. Setzen Sie sich auf einen Stuhl, strecken Sie den Rücken und legen Sie die Arme mit den Ellbogen an die Seite. Drehen Sie die Hände nach vorne und spreizen sie die Finger.

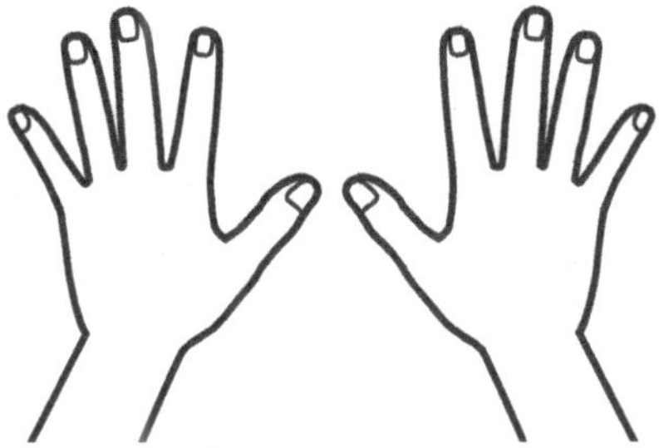

2. Abwechselnd rechte Hand spreizen, linke Hand schließen und linke Hand spreizen, rechte Hand schließen. Das Ganze zwanzig Mal wiederholt ergibt eine Serie.

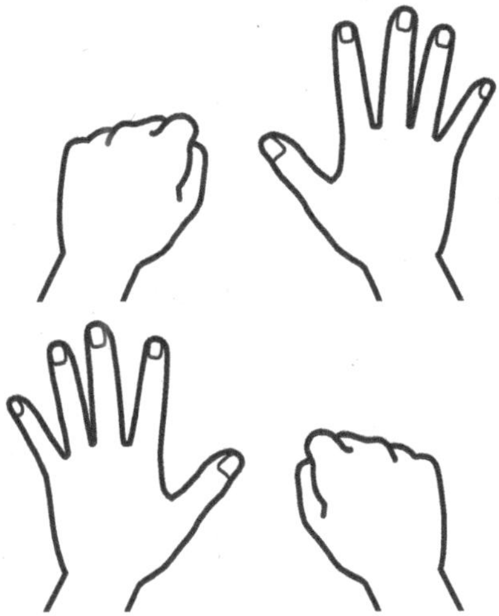

WICHTIG:

Machen Sie sich bewusst, dass Sie links und rechts verschiedene Bewegungen ausführen. Dadurch wird das Gehirn gefordert und aktiviert.

2. Eins-zwei-Übung

Die Eins-zwei-Stimulation stellt eine Übung dar, bei der die linke und die rechte Hand verschiedene Bewegungen ausführen, während Sie die anfangs gespreizten Hände zusammenballen. Verglichen mit der vorhergehenden Übung steigt der Schwierigkeitsgrad deutlich an.

Dabei wiederholen wir das Öffnen und Schließen der Hände im Eins-zwei-Rhythmus und atmen langsam und bewusst, ohne den Atem anzuhalten. Obwohl diese Übung einfach aussieht, merkt man in der Praxis, wie schwierig es ist, mit dem linken und dem rechten Daumen gleichzeitig verschiedene Bewegungen auszuführen.

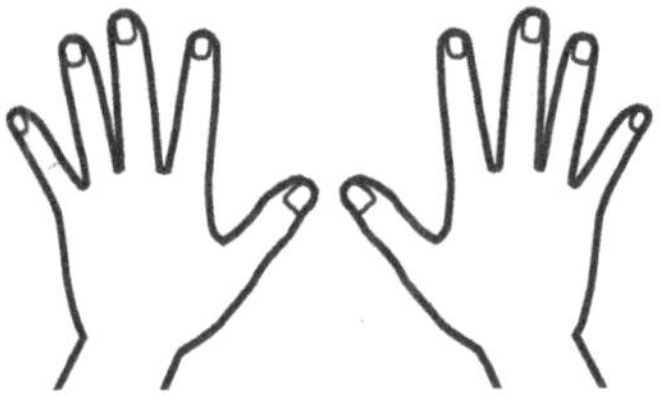

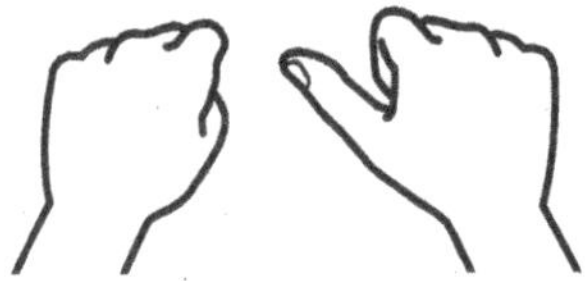

1. Setzen Sie sich auf einen Stuhl, strecken Sie den Rücken und legen Sie die Arme mit den Ellbogen an die Seite. Drehen Sie die Hände nach vorne und spreizen sie die Finger.
2. Zählen Sie »eins«, und ballen Sie dabei beide Hände. Gleichzeitig strecken Sie den rechten Daumen nach außen und umfassen den linken Daumen mit den Fingern.

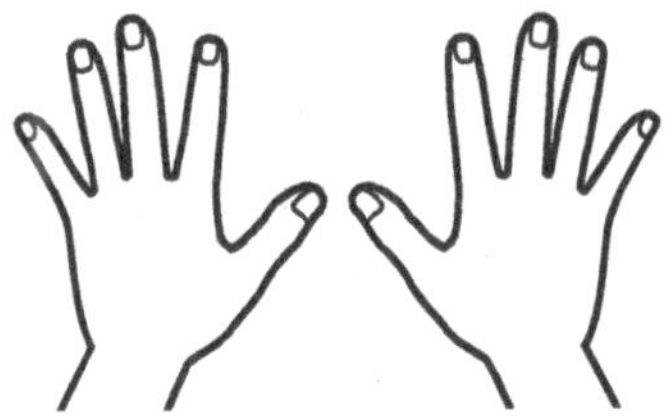

3. Dann zählen Sie »zwei« und öffnen dabei die Hände.
4. Als Nächstes zählen Sie wieder »eins« und schließen beide Hände. Diesmal strecken Sie gleichzeitig den linken Daumen nach außen und umfassen den rechten Daumen mit den Fingern. Dies ist ein Satz.

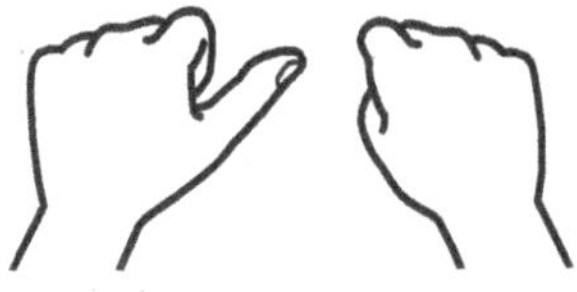

5. Während Sie dazu »eins–zwei« zählen, wiederholen Sie diese Übung zehn Mal.

WICHTIG:

Halten Sie den Daumen in der Hand mit Zeigefinger und Mittelfinger gut fest.

3. Pin-pin-Übung

Bei dieser Übung schließen Sie beide Fäuste und strecken abwechselnd schnell den Daumen und den kleinen Finger: zuerst den Daumen der rechten und den kleinen Finger der linken Hand; anschließend den kleinen Finger auf der rechten und den Daumen auf der linken Seite. Da bei dieser Übung rechts und links verschiedene Bewegungen ausgeführt werden, ist sie relativ schwierig. Zuerst können Sie langsam üben und dabei bewusst auf den Daumen und den kleinen Finger achten. Während Sie die Finger auf der linken und der rechten Seite im gleichen Tempo bewegen, wird die Durchblutung des Gehirns verbessert, weil Sie rechts und links verschiedene Bewegungen ausführen.

1. Setzen Sie sich auf einen Stuhl, strecken Sie den Rücken, legen Sie die Arme mit den Ellbogen an die Seite und ballen Sie beide Hände zur Faust.

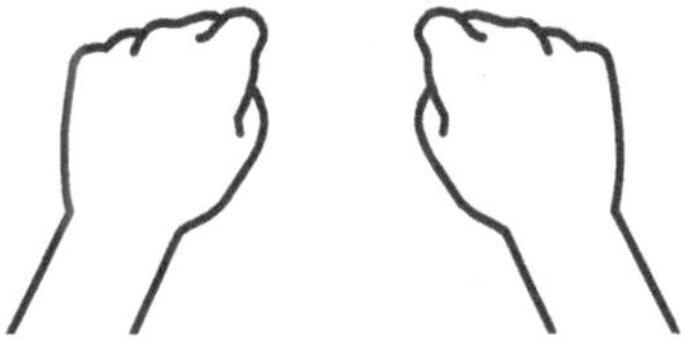

2. Als Nächstes strecken Sie gleichzeitig schnell den rechten Daumen und den linken kleinen Finger.

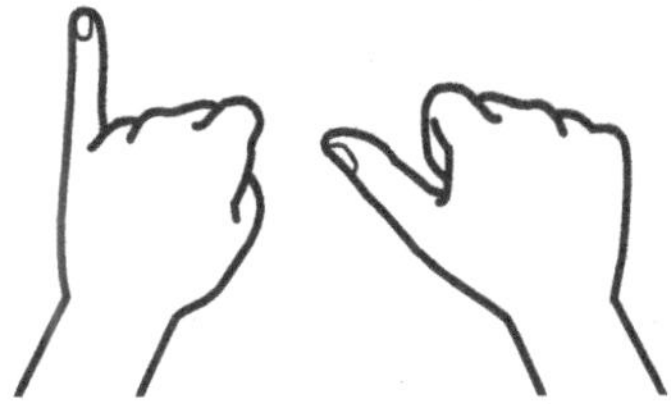

3. Dann schließen Sie wieder beide Fäuste.

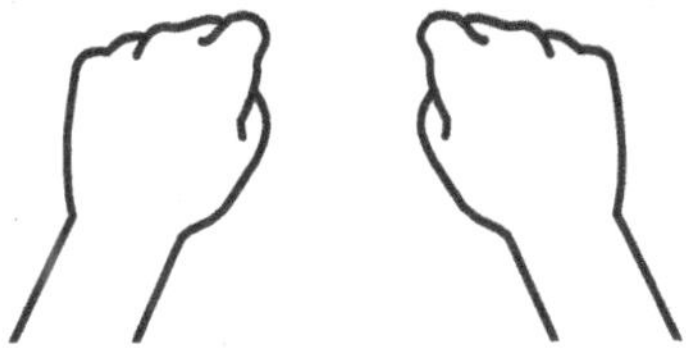

4. Diesmal strecken Sie umgekehrt rechts den kleinen Finger und links den Daumen. Dies ist ein Satz.
5. Wiederholen Sie das Ganze zehn Mal in Ihrem eigenen Tempo.

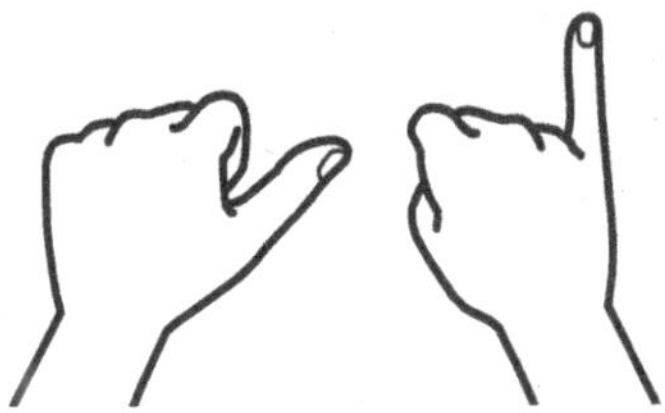

WICHTIG:

Achten Sie auf die Streckung des Daumens und des kleinen Fingers. Während Sie die beiden Finger so weit wie möglich strecken, wird der somatosensorische Bereich stimuliert.

Einfach und angenehm: Massieren und Drücken

1. Daumenspitze massieren

Die Massage von Schultern, Waden und anderen Stellen ist für den Körper äußerst angenehm, da durch Stimulation der Muskulatur das Blut in den Venen besser fließt, der notwendige Sauerstoff gut im Körper verteilt wird und Ausscheidungsprodukte abtransportiert werden. In Bezug auf die Durchblutung kann gesagt werden, dass die Fingerspitzen ein sehr ungewöhnlicher Teil des menschlichen Körpers sind, denn dort befinden sich sogenannte arteriovenöse Anastomosen; das sind Kurzschlussverbindungen zwischen Arteriolen und Venolen, die bei der Durchblutungsregulation geöffnet und geschlossen werden können. Bei dieser Art von Daumenmassage nutzt man diese besondere Körperfunktion, um das Gehirn zu aktivieren. Die Stimulation des Daumens wird nicht nur direkt an den somatosensorischen Cortex weitergeleitet, sondern führt auch zu einem besseren Blutfluss im gesamten Körper. Wenn Sie genügend Zeit haben, können Sie zusätzlich auch die Spitzen von Zeigefinger, Mittelfinger, Ringfinger und kleinem Finger massieren. Am Ende wird der ganze Körper angenehm warm.

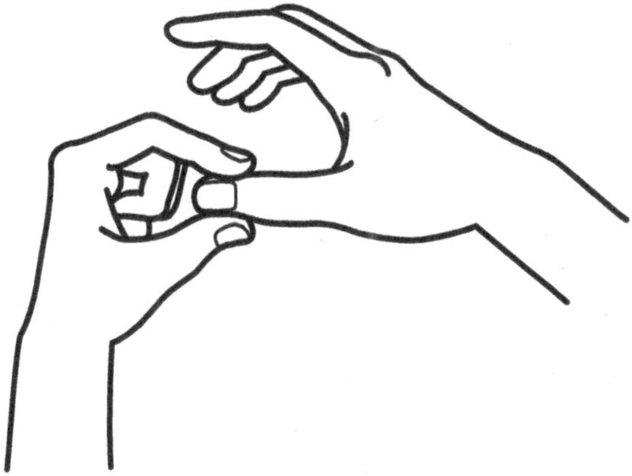

Massieren Sie die Seiten neben dem Fingernagel des rechten Daumens, indem Sie dort mit Daumen und Zeigefinger der linken Hand zwanzig Mal drücken. Wiederholen Sie die Übung auf der linken Seite.

2. Den Akupunkturpunkt *Laogong* drücken

Laogong (»Palast der Arbeit«, Pe8) ist ein wichtiger Akupunkturpunkt, der in der Mitte der Handfläche liegt. Er regelt die Funktion des autonomen Nervensystems vor und beruhigt die durch Müdigkeit und Stress verursachte Nervosität. Dabei richten Sie Ihre Aufmerksamkeit auf den Daumen, der den Akupunkturpunkt *Laogong* drückt. Die Druckmassage mit dem Daumen hat viele positive Wirkungen. Die bewusste Bewegung des drückenden Daumens stimuliert den motorischen Cortex, der angenehme, leichte Schmerz auf der Handfläche das somatosensorische Feld; dadurch wird das Gehirn aktiviert. Da Druckmassage (jap. *shiatsu* = Fingerdruck) des *Laogong*-Punktes das autonome Nervensystem reguliert und Müdigkeit beseitigt, sollten Sie dies im Alltag praktizieren.

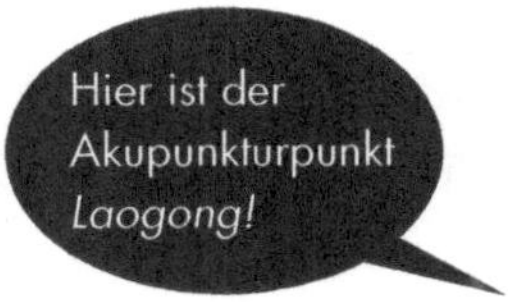

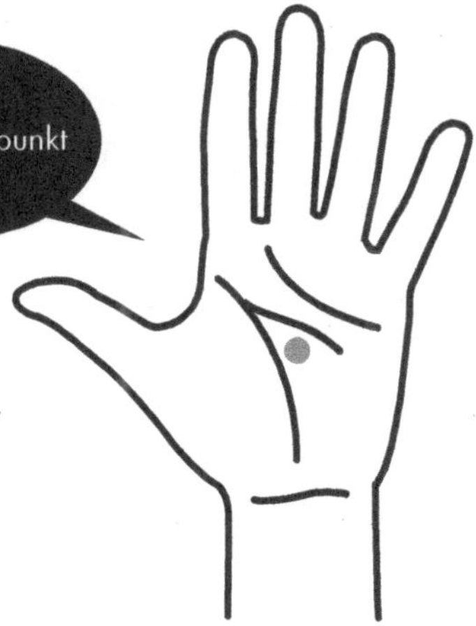

Laogong befindet sich in der Mitte der Handfläche an der Stelle, wo bei locker geschlossener Faust die Spitzen des Mittelfingers und Ringfingers die Handfläche berühren.

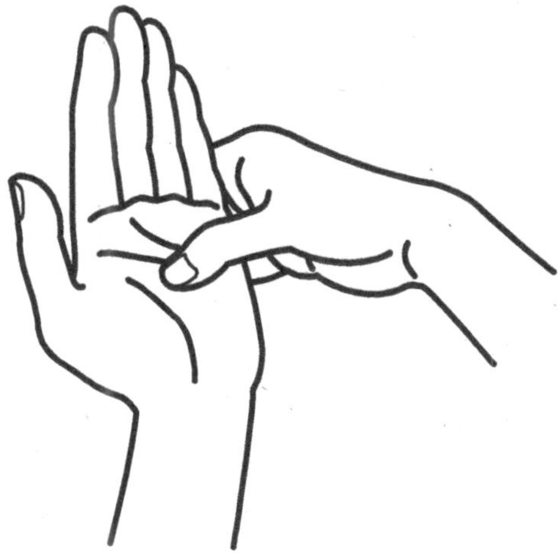

Während Sie ausatmen, drücken Sie diesen Punkt fünf Sekunden lang mit dem Daumen. Wiederholen Sie das fünf Mal, dann wechseln Sie die Hand und führen die Übung auf der anderen Seite aus.

3. Den Akupunkturpunkt *Hegu* kreisend massieren

Der Akupunkturpunkt *Hegu* (»Vereinte Täler«, Di4) befindet sich an der Stelle, wo sich die Knochen von Zeigefinger und Daumen treffen, und zwar ein wenig zur Seite des Zeigefingers hin. Wenn Sie diesen Punkt mit dem Daumen massieren, entspannt sich die Hand zunächst und wird dann auch warm. Dies zeigt an, dass sich der Blutfluss verbessert; außerdem wirkt es entspannend auf steife Schultern und senkt den Blutdruck.

Ferner zeichnet sich *Hegu* unter allen Akupunkturpunkten dadurch aus, dass sich von dort aus Stimuli am besten an das Gehirn übertragen lassen. Und es zeigt sich, dass Shiatsu des *Hegu* auf der rechten Seite den Blutfluss in der linken Gehirnhälfte und Shiatsu des *Hegu* auf der linken Seite die Durchblutung der rechten Gehirnhälfte anregen. Außerdem wirkt es entspannend auf das Gehirn, wenn Sie das angenehme Gefühl bei der kreisenden Massage mit dem Daumen deutlich spüren.

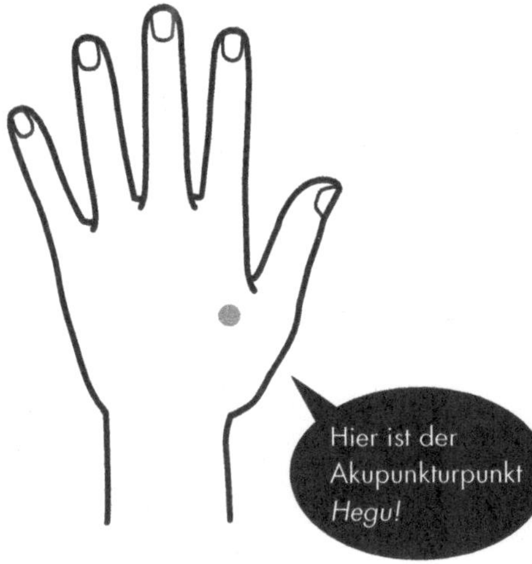

Wenn Sie von der Stelle aus, wo sich die Knochen von Zeigefinger und Daumen treffen, mit der Daumenspitze ein wenig am Knochen des Zeigefingers entlangfahren, finden Sie eine kleine Vertiefung. Dort befindet sich der Akupunkturpunkt *Hegu*.

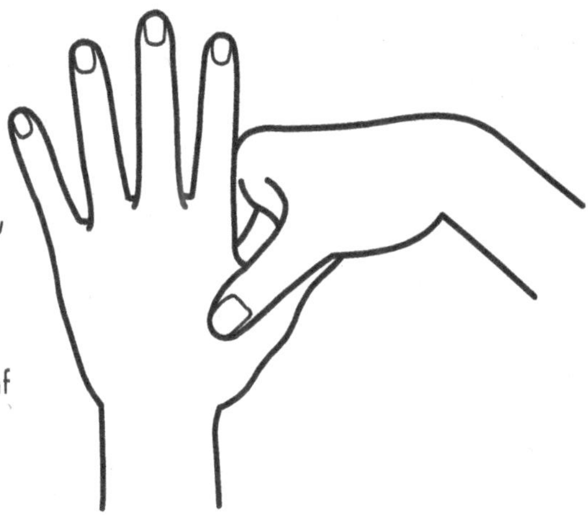

Massieren Sie *Hegu* fünf Sekunden lang kreisend und sanft mit dem Daumen. Machen Sie das fünf Mal, und wiederholen Sie das auf der anderen Seite.

KAPITEL 3

Im Alltag mit der Daumenstimulation das Gehirn verjüngen

Noch einmal vom Affen zum Menschen

Die in diesem Buch vorgestellte Methode der Daumenstimulation hat zwei Säulen:

1. Stimulieren mit gymnastischen Übungen
2. Stimulieren im Alltag

In Kapitel 2 habe ich erklärt, wie man das Gehirn mit gymnastischen Übungen stimulieren kann. In diesem Kapitel werde ich die zweite Säule meiner Methode vorstellen, das Stimulieren im Alltag.

Dinge berühren, halten, greifen – das fühlt man mit den Fingerspitzen. Indem wir uns dieses Gefühl deutlich bewusst machen, wird der Frontallappen, die Quelle der Motivation, stimuliert. Wenn wir jede einzelne Aktivität, die uns in unserem alltäglichen Leben zur Gewohnheit geworden ist, von Neuem betrachten, beginnt sich unser Gehirn zu verändern. Lassen Sie uns jeden Tag zu einem Quell der Kreativität und zu einem Ort für Entdeckungen machen. Dazu braucht es keine besonderen Veränderungen, denn im Alltag haben wir genug Gelegenheit, das Gehirn zu stimulieren.

Wie bereits erklärt, hat sich das menschliche Gehirn durch Bewegungen wie Halten oder Greifen, bei denen der Daumen verwendet wird, aus dem Hirn des gemeinsamen Vorfahren von Affen und Menschen entwickelt. Zuerst wurden die Hände eher so benutzt, wie man mit der Handfläche einen Stein umfasst, doch dann lernte der Mensch, den Daumen zu benutzen, um Gegenstände zu halten und Werkzeuge zu entwickeln. Das führte zur raschen Evolution seines Gehirns. Mit der Stimulation des Daumens im Alltag lässt sich der Evolutionsprozess hin zum Homo sapiens nachvollziehen. Wie bewegt sich der Daumen, und was für ein Gefühl haben wir, wenn wir ein Werkzeug benutzen? Lassen Sie uns die Beziehung zwischen Werkzeugen, Daumen und Gehirn genauer untersuchen.

Im modernen Leben wieder zum Affen werden

Wenn ich die Tätigkeiten und Werkzeuge in meinem alltäglichen Leben betrachte, wird mir etwas klar, was mit der in Kapitel 1 erwähnten Rückkehr zum Affen in Zusammenhang steht. Betrachten wir zum Beispiel das, was wir tun, wenn wir jemanden anrufen. In meiner Kindheit nahm ich den Hörer des schwarzen Telefons am Eingang ab, drehte die Wählscheibe und meldete mich. Damals war es üblich, Telefonnummern in ein Notizheft einzutragen und sich ein paar wichtige Nummern einzuprägen, wie zum Beispiel diejenigen von Familienangehörigen oder Freunden.

Aber wie ist das heute? Weil ich manchmal berufsbedingt Faxe erhalte, habe ich zu Hause noch ein Faxtelefon. Anrufe mache ich jedoch zu fast hundert Prozent mit dem Mobiltelefon. Da ist auch keine Wählscheibe mehr, die ich mit den Fingern drehen muss, und ich muss auch keine Knöpfe mehr drücken, nachdem ich vom herkömmlichen Handy zum Smartphone wechselte. Im Gedächtnis habe ich gerade noch die Nummern von zu Hause und der Klinik. Wenn ich anrufen will, tippe ich einfach auf die Kontaktinformation, die auf dem Bildschirm angezeigt wird. Obwohl ich dabei den Daumen verwende, ist die Zeit, in der ich überlege, was zu tun ist, und das Gerät in die Hand nehme, äußerst kurz.

Wenn Sie an die Küchenarbeit denken, so spült der Geschirrspüler das Geschirr und erspart Ihnen die Mühe, es mit dem Geschirrtuch abzutrocknen. Es dürfte auf den ersten Blick klar sein, wer sein Gehirn besser stimuliert: derjenige, der sein Essen selbst zubereitet und dabei Kartoffeln kocht und schält, klare Brühe nimmt, Gemüse putzt und schneidet und Fleisch zubereitet, oder derjenige, der fertiges Essen in der Vakuumverpackung kauft und in die Mikrowelle legt.

Normalerweise reinigt man die Zimmer mit dem

Staubsauger. Doch die Anzahl der Leute, die noch auf altmodische Art mit Besen und Kehrschaufel fegen, hat abgenommen, denn nun verbreiten sich allmählich die Putzroboter, die einfach nach dem Einschalten im Zimmer automatisch hin und her fahren und so lange putzen, bis der Akku leer ist.

An der Kasse von Supermärkten nehmen ältere Menschen zum Bezahlen heutzutage einfach ihre elektronische Geldkarte heraus. Tätigkeiten wie das Öffnen des Geldbeutels und das Abzählen von Münzen, die den korrekten Kaufbetrag ergeben, dürften dem Gehirn positive Stimuli geben, doch heutzutage ist es wohl unvermeidlich, mit der Geldkarte zu bezahlen, weil es einfach bequemer ist.

Solche Annehmlichkeiten schärfen die Sinne jedoch nicht. Sie nehmen den Fingern die Gelegenheit, sich zu bewegen. Dadurch reduziert sich die Stimulation des Gehirns, und das führt mit der Zeit dazu, dass die kognitiven Funktionen nachlassen. In Ihrem Alltag nimmt die Zahl der Geräte, bei denen Sie Daumen und Hände benutzen müssen, unmerklich ab. Im Gegenzug für unsere Bequemlichkeit verlieren wir die Möglichkeit, das Gehirn zu trainieren. Wenn wir uns das nicht bewusst machen, wird das Gehirn letztendlich degenerieren. Das soll aber nicht heißen, dass ich Ihnen ein unbequemes und mühseliges Leben empfehlen will. Daher möchte ich im Folgenden fünf Stimulationsmethoden vorstellen, um den Daumen im alltäglichen Leben ganz einfach zu stimulieren und dadurch das Gehirn zu aktivieren.

Daumenstimulation im Alltag

1. Auf das Gefühl im Moment der Berührung achten

Habe ich das nicht schon einmal gespürt, als ich mit einem Werkzeug in Kontakt kam? Ich konnte es nicht richtig ausdrücken, aber irgendwie fühlte es sich gut an. Im Moment der Berührung hatte ich ein Gefühl von Vertrautheit, so als ob ich das Werkzeug schon seit langer Zeit benutzt hätte. Kennen Sie dieses Gefühl? Doch dann gibt es andere Menschen in Ihrem Bekanntenkreis, die behaupten, dass es schon ein nützliches Werkzeug sei, aber irgendwie nicht zu ihnen passe. Zwar erkennen sie seine Funktionalität an, aber wenn sie es in die Hand nehmen, haben sie kein gutes Gefühl.

Wenn Sie zum Beispiel einen Golfschläger kaufen und in die Hand nehmen, spüren Sie im Moment der Berührung: »Der Ball dürfte gerade fliegen«, oder im Gegensatz dazu: »Der Schläger liegt nicht gut in der Hand.«

Der Moment der Berührung ist entscheidend. Ganz gleich, welches Werkzeug man in die Hand nimmt: Man kann ein entsprechend angenehmes oder unangenehmes Gefühl verspüren, zum Beispiel bei einer Kaffeetasse, die gut in der Hand liegt, und bei einer Tasse, bei der das nicht der Fall ist; bei einem Handschuh, der so perfekt passt, dass man sich noch ein zweites Paar kaufen möchte, und einem Handschuh, der nervös macht, wenn man ihn anzieht; oder bei einem Füller, der gut schreibt, und einem, mit dem man nicht gut schreiben kann. Im Allgemeinen haben wir ein gutes oder ein schlechtes Gefühl im Moment des Anfassens, des Anziehens oder des Schreibens. Wie beurteilt nun das Gehirn solche angenehmen oder unangenehmen Gefühle?

Warum liegt dieser Golfschläger nicht gut in der Hand?

Das hängt mit Erinnerungen an die Vergangenheit zusammen, die als Input im Gehirn gespeichert sind. Dabei handelt es sich aber nicht nur um eine Erinnerung an gute oder schlechte Golfschläge, die wir früher einmal getätigt haben, sondern im Lauf unseres Lebens haben wir eine Vielzahl von verschiedenen Werkzeugen und Materialien angefasst, und die Erinnerung an das dabei empfundene gute oder schlechte Gefühl wird im Gehirn gespeichert. Wenn Sie also einen neuen Golfschläger kaufen und den Griff in die Hand nehmen, vergleicht das Gehirn diese Empfindung mit den Erinnerungen an Vergangenes und beurteilt es augenblicklich als »angenehm« oder »unangenehm«. Entscheidend dabei ist, auf dieses momentane Urteil zu achten, denn dies ist wichtig, um die Alterung des Gehirns zu verhindern.

»Das ist ein Modell, das auch ausländische Top-Profis benutzen.«, »Der Schläger ist aus einem neuen Material und wesentlich leichter.«, »Der verkauft sich am besten.«, »Der hat einen guten Preis.« So überschüttet uns der Verkäufer im Golfgeschäft mit einer Produktinformation nach der anderen, die aber nichts mit dem angenehmen oder unangenehmen Gefühl im Moment des Anfassens zu tun hat. Das führt eher dazu, dass unser Urteil getrübt wird.

Das Gefühl beim Anfassen war nicht besonders gut, aber wenn er sich gut verkauft, sollte es doch ein guter Schläger sein ... Wenn der und der Profi ihn benutzt ... Doch wenn ich diesen tollen Schläger, den ich aufgrund dieser Informationen gekauft habe, tatsächlich benutze, liegt er mir immer noch nicht so gut in der Hand ...

Dies gilt nicht nur für Golfschläger, sondern für alle möglichen Geräte. Wenn Sie immer wieder nach anderen Prämissen urteilen, wird Ihr Gefühl allmählich verschwommener. Etwas im Moment der Berührung mit der Hand als »angenehm« oder »unangenehm« zu empfinden, das ist für Sie das beste Urteil, welches das Gehirn treffen kann. Dadurch, dass Sie auf dieses momentane Gefühl achten, können Sie Gerätschaften auswählen, die zu Ihnen passen – und auch das trägt zur Aktivierung des Gehirns bei.

2. Bewegungen live in Worte fassen

Ich empfehle Ihnen, unbewusst ausgeführte Handlungen mit Worten zu beschreiben. Dabei geht es darum, sich auf die Bewegung des Daumens zu konzentrieren und gleichzeitig die Aktion selbst in Worte zu übertragen. Wo und wie halten Sie die Flasche, und wie führen Sie diese zum Mund, wenn Sie zum Beispiel aus einer Plastikflasche trinken wollen? Wie halten Sie normalerweise eine Plastikflasche … Selbst wenn wir nachdenken, können wir das vielleicht nicht genau beschreiben.

Das ist einfach eine Tatsache, denn für uns sind Tätigkeiten wie »Halten« zu alltäglich, und wir denken nicht daran, uns die Bewegungen des Daumens und der Hand bewusst zu machen. Sich jedoch über eine Abfolge von Bewegungen klar zu werden, sie im Geist durchzugehen, das wird zu einem Training für Gehirnverjüngung.

Indem Sie Bewegungen in Worte fassen, nehmen die Informationen sowohl für Input als auch für Output zu, und die Stimulation des Gehirns wird verstärkt.

Wie macht nun der Daumen, wenn wir aus einer Flasche trinken? Ich werde es in Worten erklären. Da steht eine Plastikflasche auf dem Tisch. An welcher Stelle würden Sie die Flasche fassen? Lassen Sie uns das live übertragen. »Ich lege Daumen, Zeigefinger und Mittelfinger der linken Hand an die etwas schmalere Stelle in der Mitte der Flasche, halte sie dort und hebe sie hoch. Zwischen der Handfläche und der Plastikflasche ist etwas Raum. Ich merke, dass ich die Flasche nicht mit der Handfläche, sondern mit meinen Fingern halte.«

Als Nächstes öffnen Sie den Deckel der Plastikflasche, die Sie in die Hand genommen haben. »Während ich die Plastikflasche mit Daumen, Zeigefinger und Mittelfinger der linken Hand halte, fasse ich den Deckel mit Daumen und Zeigefinger der rechten Hand. Ich drehe den Deckel gegen den Uhrzeigersinn, indem ich das rechte Handgelenk drehe und ein wenig Druck mit dem Daumen ausübe. Nach ungefähr fünf Drehungen kann ich den Deckel abheben, und die Flasche ist offen.«

Zuletzt führen Sie die Plastikflasche zum Mund und trinken. »Ich greife die Plastikflasche weiter mit Daumen, Zeigefinger, Mittelfinger der linken Hand, führe sie zum Mund und halte sie schräg. Dabei spürt der Daumen das

Gewicht der Flasche und hält sie am Schwerpunkt im Gleichgewicht. Sobald ich den Daumen nach hinten bewege, neigt sich die Plastikflasche ein wenig nach vorne und das Getränk fließt aus dem Inneren langsam in den Mund.« Nachdem Sie einen Schluck getrunken haben, setzen Sie die Flasche vom Mund ab, schließen den Deckel wieder mit Daumen und Zeigefinger der rechten Hand und stellen sie am Ende wieder auf den Tisch.

Eine unerwartete Entdeckung nach der anderen, wenn man es in Worte fasst

Nun, wie war das für Sie? Es handelt sich um Tätigkeiten, auf die wir normalerweise nicht bewusst achten. Und trotzdem sollen sich unsere Empfindungen verändern, während wir die Aufmerksamkeit auf die Bewegung des Daumens richten und diese in Worten beschreiben? Zuerst einmal ist offensichtlich, dass die ganze Bewegungsfolge mit dem Daumen zu tun hat. Wenn die Daumen an beiden Händen verletzt und deshalb bewegungsunfähig wären, ist es schwierig bis unmöglich, eine Plastikflasche zu halten und den Deckel aufzuschrauben. Auf den ersten Blick sah es so aus, als würden wir die Flasche mit der Kraft der Handfläche halten, aber wir merken dann, dass es in Wirklichkeit mit der Kraft der Finger geschehen ist. Ein solches Bewusstsein, das sich auf eine Folge von Beobachtungen oder einzelne Bewegungen richtet und dabei registriert, wie kalt die Plastikflasche ist und wie sich das Material anfühlt, wird zu einem starken Stimulus für den motorischen und den somatosensorischen Cortex und führt zu einer besseren Durchblutung des Gehirns. Außerdem wird der Frontallappen stark gefördert, wenn man die auf den Wunsch, etwas zu trinken, folgende Aktion in Worten ausdrückt. Fühlen, Entdecken und Bewusstmachen wirken sich positiv auf das Gehirn aus.

Zusätzlich zu dem Beispiel mit der Plastikflasche gibt es eine ganze Reihe von Tätigkeiten, bei denen der Daumen eine wichtige Rolle spielt:

- *halten:* sich am Geländer festhalten, den Arm halten, das Lenkrad halten, eine Kanne mit beiden Händen halten
- *fassen:* ein Kind an der Hand fassen
- *tragen:* eine Tasche tragen
- *drehen:* den Türknopf drehen, den Schlüssel drehen, den Wasserhahn aufdrehen
- *berühren:* das Fell der Katze berühren
- *anfassen:* Stoff anfassen, um zu spüren, wie er sich anfühlt
- *blättern:* eine Buchseite umblättern, den Kalender umblättern

- *drücken:* auf einen Knopf der Fernbedienung drücken, einen Akupunkturpunkt auf der Hand drücken
- *festhalten:* die Haare festhalten, damit die Frisur ordentlich bleibt; ein Blatt Papier festhalten, damit der Wind es nicht wegweht
- *schließen:* einen Knopf schließen
- *falten:* Wäsche falten, einen Fächer falten
- *binden:* eine Schnur binden, die Haare eines Kindes zusammenbinden
- *wickeln:* in Stoff wickeln, in Papier wickeln
- *brechen:* einen Zweig brechen
- *falten:* einen Stadtplan falten, Origami-Papier falten
- *in die Finger nehmen:* eine Glasmurmel in die Finger nehmen, Salz in die Finger nehmen

Sicher fallen Ihnen noch viele andere Tätigkeiten dieser Art ein. Lassen Sie uns die einzelnen Aktionen wie am Beispiel mit der Plastikflasche in Worten ausdrücken und dabei auf den Daumen achten. Beobachten Sie die Bewegungen des Daumens, wenn Sie den Wasserhahn aufdrehen, und fassen Sie das in Worte. Versuchen Sie, das Tastgefühl, das auf Ihre Fingerspitzen übertragen wird, wenn Sie Salz streuen, in Worten auszudrücken. Erklären Sie jeden einzelnen Schritt, wenn Sie beim Origami einen Kranich falten. Durch Verbalisieren wird das, was Sie entdeckt und gefühlt haben, umso klarer. Auch wenn das anderen Menschen lächerlich erscheinen mag, so ist eines erwiesen: Das Gehirn wird zweifellos stimuliert und aktiviert, wenn Sie solche Aktionen genau beobachten und beschreiben.

3. Augen schließen und etwas berühren

Das Berühren von Objekten mit den Fingern ist ein Moment, in dem das Gehirn Stimuli empfängt. Hier möchte ich Ihnen zeigen, wie Sie diese Stimulierung verstärken und das Gehirn noch besser aktivieren können. Schließen Sie die Augen und berühren Sie etwas. Die Sensoren an unseren Fingerspitzen sind sehr empfindlich und reagieren auf feinste Unterschiede im Tastgefühl. Bei geschlossenen Augen werden diese Sensoren noch empfindlicher.

Nehmen wir zum Beispiel einen Geldschein, den Sie normalerweise beim Zahlen an der Kasse aus dem Geldbeutel holen. Schließen Sie dabei die Augen. Die 50-Euro-, 20-Euro- und 10-Euro-Scheine sind alle gleich dick. Der größte ist der 50-Euro-Schein; mit abnehmendem Wert werden die Geldscheine etwas kleiner. Das Gefühl, wenn man die Scheine anfasst, ist überraschend. Da gibt es Stellen, die sich uneben anfühlen, und andere, an denen uns der Schein glatt vorkommt. Und dann gibt es auch noch ein Hologramm, das sich wieder anders anfühlt. So bleibt es immer interessant, verschiedene Geldscheine mit geschlossenen Augen zu betasten. Abgesehen davon, dass man das hohe Niveau der Drucktechnik beim Herstellen von Geldscheinen erkennen kann, macht man die Entdeckung, dass man normalerweise eine derartige Sorte Papier mit solch einer komplexen Oberfläche einfach achtlos benutzt. Das kann auch zu einem neuen Stimulus für das Gehirn werden.

Schließen Sie Ihre Augen und berühren Sie nicht nur Geldscheine, sondern auch Objekte verschiedener Art, um festzustellen, wie das Material beschaffen ist.

4. Auf das Design von Geräten achten

Wenn man auf bestimmte Tätigkeiten im Alltag achtet, gibt es noch mehr zu entdecken. Nehmen wir wieder das frühere Beispiel der Plastikflasche. Obwohl jeder Hersteller Flaschen mit verschiedenen Getränken auf den Markt bringt, ist die Seitenfläche aller Deckel rau, damit die Finger nicht rutschen, wenn man energisch dreht. Flaschen für Mineralwasser bestehen aus sehr dünnem, weichem Material, und das merkt man, wenn man das Wasser im Inneren spürt oder die Flasche mit den Fingern so gut festhält, dass man den Inhalt ausgießen kann. Es gibt auch Leute, die beim Laufen eine Flasche in der Hand halten, um sich mit Flüssigkeit zu versorgen. Dagegen sind Plastikflaschen für kohlensäurehaltige Getränke im Allgemeinen härter und fester; ihre Oberfläche ist undurchlässig, denn bei weichem Material könnte eventuell Kohlensäure austreten. Bei Plastikflaschen für grünen Tee, die gern von gesundheitsbewussten Leuten gekauft werden, achten die Hersteller darauf, dass sie schmal geformt und selbst für Menschen mit kleinen Händen leicht zu halten sind.

Wenn Sie Lust haben, bei solchen alltäglichen Aktivitäten etwas zu spüren und zu entdecken, bietet selbst eine Plastikflasche erstaunliche Möglichkeiten. Natürlich ist das nicht auf Plastikflaschen beschränkt. Alle Gerätschaften sind im Allgemeinen so geformt, dass sie sich je nach Funktion ihrem Zweck und der Hand anpassen. Wenn man auf Form, Gewicht und Material von Gerätschaften achtet, wirkt sich das auf den somatosensorischen Cortex aus. Sobald Sie sich unbewusst ausgeführte Tätigkeiten bewusst machen, können Ihnen die Geräte positive Stimuli vermitteln.

In Ihrer näheren Umgebung werden sich derzeit viele Geräte befinden. Wie fühlen sie sich an? Sind die Berührungsflächen für den Daumen klein, groß, hart, weich, rutschig oder rau? Mit einer solchen Perspektive werden die Möglichkeiten, etwas zu entdecken und zu empfinden, enorm zunehmen. Und das wird zu einer Chance, das Gehirn zu aktivieren.

Der Unterschied zwischen Spachtel und Bratenwender

Ein Blick auf Küchengeräte zeigt, dass diese verschiedene Arten von Griffen haben, wie zum Beispiel runde, flache und umgekehrt dreieckige. Normalerweise achten Sie nicht darauf, wenn Sie diese Geräte verwenden und dabei den Griff anfassen. Die Griffe sind verschieden geformt, damit sie sich ihrem Zweck entsprechend gut greifen und halten lassen. So hat der bei uns zu Hause benutzte Pfannenspachtel einen runden Griff. Dies hängt damit zusammen, dass er vielseitig verwendet wird; manchmal wird er von der ganzen Handfläche und manchmal lediglich von Daumen, Zeigefinger und Mittelfinger gehalten; und je nach Art der Verwendung setzt man dafür mehr oder weniger Kraft ein.

Bei rund geformten Griffen ist es einfacher, sich verschiedenen Arten des Greifens und Haltens anzupassen. Daher ist der Griff von Pfannenspachteln rund. Dagegen sollte der Griff bei einem Bratenwender flach sein, und das trifft auch auf einen Reislöffel zu. Die flache Form sorgt für einen stabilen Griff. Selbst mit geschlossenen

Augen kann man spüren, in welche Richtung die Oberseite des Geräts gedreht ist. Der Unterschied zwischen Bratenwender und Pfannenspachtel besteht in dem für das Gerät vorgesehenen Verwendungszweck und der Seite des Geräts, die man dabei benutzt. Bratenwender oder Reislöffel sollten einen Griff haben, der ein Gefühl der Stabilität vermittelt, weil man etwas darauflegt, wenn man sie einsetzt.

Bei Küchengeräten, bei denen die Verwendungsmöglichkeiten begrenzt sind, richtet sich die spezielle Form des Griffs nach der Funktionalität, wie zum Beispiel bei der Spaghettikelle, einem Gerät, das dazu dient, gekochte Spaghetti aus dem Kochtopf zu holen. Wenn man den Griff der Kelle hält, sollte man wissen, auf welcher Seite die Zähne sind, mit denen man die Spaghetti zu fassen bekommt. Der Griff hat an der Stelle, an der der Daumen anliegt, eine Art Spitze und ist insgesamt umgekehrt dreieckig geformt, damit man gleich beim Anfassen weiß, wo die Oberseite ist. Außerdem wurde der Griff so gestaltet, damit man mit Daumen, Zeige- und Mittelfinger den Krafteinsatz beim Halten regulieren kann. Normalerweise hat man bei der Benutzung auch nicht das Gefühl, dass die Kelle besonders einfach zu handhaben ist. Wenn jedoch der Griff eines Geräts mit einem speziellen Verwendungszweck, wie ihn die Spaghettikelle hat, rund geformt wäre, wäre letztlich unklar, wo unten oder oben ist.

Griffe von Küchengeräten

Spaghettikelle Bratenwender Pfannenspachtel

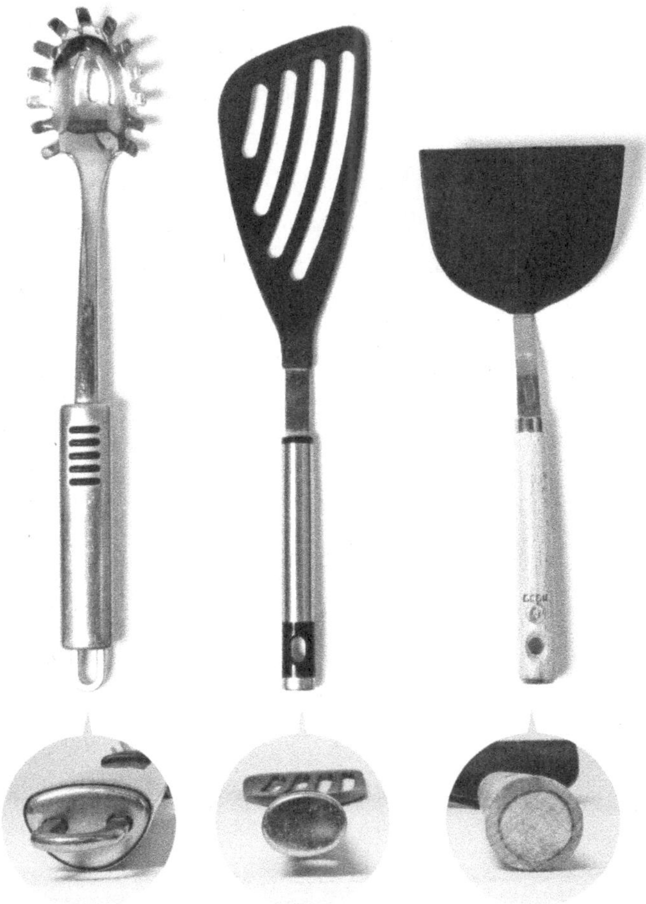

umgekehrtes Dreieck flach-oval rund

Wer mit Werkzeugen kommuniziert, wird nicht senil

Als vorbeugende Maßnahme gegen Demenz wird unter anderem empfohlen, mit vielen Menschen zu kommunizieren. Die Plauderei mit Freunden und ein lebhaftes Familienleben tragen bestimmt dazu bei, Senilität zu vermeiden. Andererseits gibt es zahlreiche Menschen, die vom Charakter her schweigsam sind und lieber für sich allein bleiben. Wenn man solche Menschen genauer nach ihrer Lebensweise befragt, so stimmen die meisten darin überein, dass sie in ihrem Alltag auf eine geregelte Lebensführung achten. Es ist wichtig, seine Lieblingsgeräte zu benutzen, auf geregelte Mahlzeiten zu achten, seine Wohnung sauber zu halten und die Hände tüchtig zu bewegen, dadurch erhält das Gehirn Stimuli von der Hand und vom Daumen, mit denen wir den Kontakt zu alltäglichen Dingen herstellen. Kurz gesagt, Kommunikation mit Gerätschaften hält Senilität fern.

5. Andere Leute beim Halten beobachten

Selbst wenn wir das gleiche Werkzeug benutzen, so hält es doch jeder auf seine eigene Weise. Zu beobachten, wie es andere Menschen machen, ist ebenfalls ein guter Stimulus für das Gehirn. Wie benutzen Sie zum Beispiel Ihre Finger, wenn Sie sich an der Halteschleife im Bus oder in der U-Bahn festhalten? Und wie machen es andere Leute? Wenn Sie das genauer beobachten, werden Sie feststellen, dass es einige gibt, die Halteschleifen mit der ganzen Hand greifen; manche, die sich lediglich mit Zeige- und Mittelfinger einhängen; andere, die sich am Oberteil der Halteschleife festhalten; wieder andere, die das Handgelenk in die Schleife hängen, und schließlich solche Leute, die sich mit vier Fingern ohne Daumen einhaken.

Auch die Formen der Halteschleifen sind vielfältig. In Bussen, Straßenbahnen, S-Bahnen oder der U-Bahn kommen häufig Schleifen vor, die wie ein gleichschenkliges Dreieck geformt sind; daneben sind aber auch runde Formen zu finden. Was lässt sich besser halten: Schleifen in Form eines gleichschenkligen Dreiecks, bei denen das Unterteil eine gerade Linie bildet, oder Schleifen mit rundem Griff? Wenn man mit solchen Fragen in den Zug oder Bus steigt, wird man sich der unterschiedlichen Verhaltensweisen beim Halten und Greifen bewusst. Zu untersuchen, welche Form für einen selbst am besten zu halten und zu greifen ist, stimuliert das Gehirn.

Als ich Leute in meiner Umgebung danach gefragt habe, gab es dazu verschiedene Meinungen. So sind für ängstliche Menschen, die den Griff nicht an derselben Stelle wie der Vorgänger anfassen wollen, Halteschleifen in runder Form besser. Wenn man nämlich den Griff etwas weiterdrehen kann, kommt man mit dieser Stelle nicht in Berührung. So fühlt und urteilt jeder auf seine Art.

Mitunter findet man in Straßenbahnen und U-Bahnen auch Waggons, in denen die Halteschleifen in zwei oder drei verschiedenen Höhen angebracht sind. In Türnähe hängen sie höher, vor den Fahrgastplätzen dagegen niedriger. In manchen Waggons sind die Halteschleifen vor den Vorzugssitzplätzen in verschiedener Höhe angebracht. Das wird wohl deshalb so gemacht, damit man sich die Schleife, die je nach Körpergröße leichter zu greifen ist, aussuchen kann. Je nachdem, wie hoch man die Hand dabei strecken muss, verändert sich natürlich das Gefühl beim Anfassen, Greifen und Halten. Wie ist das in diesem Waggon? Wie ist das auf dieser Linie? Wie halten die Leute sich fest? Wenn man die Fahrzeit in öffentlichen Verkehrsmitteln in dieser Hinsicht nutzt, kann man bestimmt neue Entdeckungen machen.

Um es am Ende dieses Kapitels noch einmal zu wiederholen: Der Daumen ist ein Symbol für Motivation. In der Aktivität mit dem Daumen liegen eine Motivation und ein Zweck. Bewegen Sie den Daumen im Alltag bewusst und stimulieren Sie dadurch das Gefühl. Dann wird das Gehirn sofort verjüngt.

KAPITEL 4

Elf Dinge, die zu vermeiden sind, um ein gesundes Gehirn bekommen

Drei wichtige Dinge zur Verjüngung des Gehirns

In Japan sind bei den über 65-Jährigen zwei von sieben Personen von Senilität oder ihren Vorstufen betroffen. Die Praxis der Daumenstimulation bewirkt, dass das Gehirn nicht senil wird und gesund bleibt. Wenn man »senil« hört, dann denken die meisten dabei gleich an eine Verschlechterung des Gedächtnisses, aber Senilität betrifft nicht nur das Gedächtnis.

Es heißt, der Mensch altert von den Gefühlen her. Denn mit zunehmendem Alter schrumpft das Gehirn, und das führt dazu, dass Interesse, Gefühl und Motivation nachlassen. Auch das ist eine Form der Senilität, die medizinisch als *Inaktivitätsatrophie* bezeichnet wird. Damit ist ein Zustand gemeint, bei dem sich die Gehirnfunktion verschlechtert, weil die Wellenbewegung der Gefühle schwächer wird. Um das zu verhindern, ist es wichtig, dem Gehirn neue Impulse zu geben: durch starke Gefühle, die den Geist anregen; durch Motivation, die altbekannten Gewohnheiten zu überdenken, und durch Neugier, etwas Neues auszuprobieren. Wenn man solche Emotionen bewahrt, bleibt das Gehirn gesund.

Was kann man tun, um das Nachlassen von Interesse, Emotion und Motivation zu verhindern? Tatsächlich hat man in der neuesten Hirnforschung erkannt, dass es zur Verhinderung von Senilität – einschließlich des Gedächtnisschwunds – beiträgt, einen Lebensstil zu pflegen, durch den das Nachlassen dieser drei Faktoren verhindert wird. Der Schlüssel dazu ist die Amygdala (*Corpus amygdaloideum,* der Mandelkernkomplex), ein paariges Kerngebiet des Gehirns, das sich an der Spitze des Hippocampus befindet. Die Amygdala, die für den Gefühlsreichtum und die damit verbundenen Erinnerungen verantwortlich ist, hat die Aufgabe, Empfindungen wie angenehm und unangenehm, Vorliebe und Abneigung zu beurteilen und Interesse, Gefühl und Motivation zu steuern. Mit anderen Worten, wenn Sie bewusst so leben, dass die Amygdala ständig stimuliert wird, wird sich das Gehirn verjüngen.

In diesem Kapitel werde ich diesen Lebensstil in Form von »elf Dingen, die zu vermeiden sind«, vorstellen. Dabei gibt es zunächst drei Punkte, die bei der Praxis dieser elf »Gewohnheiten« zu beachten sind:

1. Genießen Sie neue Dinge und seien Sie dabei motiviert.
2. Trainieren Sie das logische Denken und benutzen Sie Ihren eigenen Verstand.
3. Reduzieren Sie Stress und bringen Sie das autonome Nervensystem ins Gleichgewicht.

Einfach gesagt, bedeutet das: motiviert zu sein, selbstständig zu denken und innerlich ausgeglichen zu bleiben. Lassen Sie uns das Gehirn verjüngen, indem wir uns in unserem täglichen Leben motivieren und stimulieren.

1. Laufen Sie nicht im Pyjama herum!

Es mag ja bequem sein, gelegentlich einen freien Tag im Pyjama zu verbringen: langsam aufzustehen, ein spätes Frühstück zu genießen, Zeitung zu lesen und fernzusehen, und es sich gemütlich zu machen. Und weil es nichts zu erledigen gibt, macht man sich einen faulen Tag im Pyjama oder im Trainingsanzug. Das ist sicher nicht schlecht, denn solche freien Tage sind wertvoll, weil sie einen Kontrast zu den geschäftigen und meist hektischen Arbeitstagen bilden. Ein gemütliches Wochenende zu Hause im Pyjama ist umso angenehmer, wenn man von Montag bis Freitag außer Haus unterwegs ist. Doch wenn jeder Tag zum Pyjama-Tag wird, kann das zu einem Problem werden, denn dadurch bewegt sich das Gehirn in Richtung Alterung. Vor allem für Männer im Ruhestand oder für Vollzeithausfrauen, die im Alltag immer weniger Gelegenheit haben, in formeller Kleidung auszugehen, ist es wichtig, sich gut anzuziehen.

Gleichgültigkeit gegenüber der äußeren Erscheinung ist ein Anzeichen für Alterung. Wenn die Haare morgens beim Aufstehen ganz wirr sind, sagt man sich: »Macht doch nichts«; wenn die Barthaare sprießen: »Macht doch nichts«; Make-up ist »lästig«; beim Anziehen »ist alles recht«; wie andere Menschen mich sehen »ist mir egal«. Man schaut auch immer seltener in den Spiegel und überrascht dann die eigenen Kinder, wenn man sie nach längerer Zeit wieder einmal trifft.

Wenn dieser Zustand andauert, beginnt sich eines der frühen Symptome von Demenz zu zeigen: die Apraxie. Man wird beim Anziehen ungeschickt: So bekommt man den Arm nicht mehr richtig in den Ärmel; man versucht, den Arm ins Hosenbein zu stecken, oder man zieht noch eine zweite Unterhose über die erste an. Wenn die Anzeichen der Apraxie beim Ankleiden weiter fortschreiten, beginnt die Umgebung, das Ganze »seltsam …« zu finden. Wenn man nur noch im Pyjama herumläuft, sich nicht mehr wäscht, rasiert und kämmt und auch die Haut nicht mehr pflegt, wird das allmählich zur Selbstverständlichkeit. Schließlich bemerkt man nicht einmal mehr, dass einem das äußere Erscheinungsbild gleichgültig geworden ist und der Alterungsprozess eingesetzt hat.

Damit das Gehirn nicht altert, sollte man sich angewöhnen, sich morgens gleich nach dem Aufstehen ordentlich anzuziehen. Bevor man zu Bett geht, kann man sich überlegen, wie das Wetter am nächsten Tag wird und was man geplant hat, und sich die passende Kleidung dafür zurechtlegen. Wird es heiß oder kalt? Wird es sonnig oder regnerisch? Wen wird man treffen? Passt legere Kleidung, oder sollte man sich besser gut anziehen? Durch solche Überlegungen stimuliert man den Frontallappen und verhindert so die Alterung des Gehirns.

Um es kurz zusammenzufassen:

- Kleidung für den nächsten Tag bereitlegen und nach dem Aufstehen anziehen. Während Sie sich vorstellen, was Sie am nächsten Tag anziehen wollen, und sich darauf freuen, wird der Frontallappen aktiviert und auch das räumliche Vorstellungsvermögen verbessert. Sobald Sie sich dann am nächsten Morgen anziehen, können Sie sich noch mehr freuen.
- Den ganzen Tag im Pyjama zu verbringen führt dazu, dass Moral und Organisationsfähigkeit nachlassen und dass sich die Funktion des Frontallappens verschlechtert. Selbst wenn Sie vorhaben, den ganzen Tag zu Hause zu bleiben, gehört es zu den kleinen Freuden des Alltags, die Hauskleidung zu wechseln und auf ein gepflegtes Äußeres zu achten.

2. Machen Sie keine Erinnerungsfotos!

Durch die Verbreitung von Mobiltelefonen und Smartphones ist das Fotografieren heute etwas ganz Alltägliches geworden. Sogar in meiner Sprechstunde zeigen mir ältere Patienten, die soziale Netzwerke wie Twitter oder Facebook benutzen, ihre Fotos von irgendwelchen Blumen, die gerade zu blühen beginnen, vom Mittagessen, das sie an diesem Tag gegessen haben, oder von einem Regenbogen, den sie zufällig beobachtet hatten.

Mit Erinnerungsfotos sollte man jedoch vorsichtig sein. Bei Ankunft an einem touristischen Ort oder am Reiseziel – sofort macht es klick! Jedes Mal, wenn man an einer Sehenswürdigkeit aus dem Bus steigt – klick! Wenn ich unterwegs eine prominente Person entdecke – klick! Doch führt ein solches Verhalten letztendlich zu einer Schwächung des Gehirns, denn alle Erinnerungen, die nicht von Emotionen begleitet sind, werden schnell wieder vergessen und sind für das Gehirn nicht anregend. Dagegen bleiben Erinnerungen, die von Gefühlen wie: »Ich war so glücklich!«, oder: »Das war so schön!«, begleitet werden, lange im Gedächtnis zurück und stimulieren und verjüngen das Gehirn.

Trainieren Sie das emotionale Gedächtnis!

Das menschliche Gehirn ist so konstruiert, dass das Kurzzeitgedächtnis im Hippocampus und das Langzeitgedächtnis in der Großhirnrinde gespeichert werden. Mit zunehmendem Alter erinnert man sich gut an alte Zeiten, vergisst aber schließlich immer öfter, was in letzter Zeit geschehen ist, weil die Funktion des Hippocampus nachlässt. Erinnerungen, für die man den Hippocampus benutzt, werden als einfaches Gedächtnis bezeichnet. Repräsentative Beispiele dafür sind Fernsehnachrichten oder nächtliches Auswendiglernen für eine Prüfung. Informationen, die man sich zwanghaft eingetrichtert oder ohne besondere Emotionen aufgenommen hat, werden leicht wieder vergessen, und zwar umso schneller, je stärker die Funktion des Hippocampus nachlässt. Dagegen werden Erinnerungen, die von starken Emotionen begleitet sind, als emotionales Gedächtnis bezeichnet und auch mit zunehmendem Alter kaum vergessen.

Haben Sie selbst nicht auch unvergessliche Erinnerungen an besondere Momente Ihres Lebens, wie zum Beispiel, als es Transportprobleme am Reiseziel gab, als Sie am Bahnhof oder am Flughafen nicht weiterkamen oder als der Dauerregen aufhörte und Sie die Aussicht, auf die Sie sich so gefreut hatten, endlich bewundern konnten?

Der Grund dafür liegt in der Amygdala an der Spitze des Hippocampus. Die Amygdala steuert die Fülle der Emotionen. Erinnerungen, die von Emotionen wie »angenehm/unangenehm« oder »gern/ungern« begleitet sind, gehen durch die Amygdala und werden zu emotionalen Erinnerungen, die im Gehirn fester und dauerhafter als einfache Erinnerungen verankert sind. Zahlreiche Mediziner richten ihr Augenmerk auf diese Funktion. Sie sind der Auffassung, dass die Amygdala ein wichtiger Schlüssel für die Verjüngung des Gehirns und zur Verhinderung von Demenz ist.

Wenn man im Alltag Erinnerungsfotos macht, ist das eine gute Gelegenheit, um den Geist mit positiven Emotionen wie: »Das gefällt mir«, oder: »Das ist wunderschön«, anzuregen. Anstatt nun sofort den Auslöser zu drücken, sollten Sie zuerst Ihre fünf Sinne stimulieren. Lauschen Sie dem Rauschen der Wellen am Strand, bewundern Sie den Sonnenuntergang über dem Meer und sprechen Sie mit Ihren Freunden … und erst dann drücken Sie auf den Auslöser und schießen ein Foto. Dadurch entstehen Erinnerungen, die mit Gefühlsregungen verbunden sind. Dann werden solche Ereignisse zu einem neuen Reiz für die Amygdala und verjüngen das Gehirn. Machen Sie nicht immer gleich klick, sondern fühlen Sie zuerst und genießen Sie die Sinneseindrücke!

3. Heben Sie Geld nicht am Bankschalter ab!

Am Fahrkartenschalter im Bahnhof, am Ticketschalter bei Veranstaltungen, aber auch ganz allgemein schreitet die Automatisierung von Jahr zu Jahr voran. Die Zahl der Schalter mit Personal nimmt ab, und überall werden Automaten mit Touchscreen installiert. Doch gibt es immer noch viele Leute, die sich mit der Bedienung schwertun, auch wenn sie eigentlich nur eine einfache Fahrkarte kaufen wollten. Das gilt auch für Smartphones oder Tablets. Es ist zwar nützlich, diese Geräte zu verwenden, aber es fällt nicht jedem leicht, die richtige Bedienung zu erlernen. »Es scheint mühsam zu sein …«, und ich kann gut verstehen, dass man dabei Hemmungen hat. Wenn man jedoch die Jugendlichkeit seines Gehirns bewahren möchte, ist es von großer Bedeutung, sich diesen neuen Herausforderungen zu stellen.

Wenn Sie ein bisher unbekanntes Gerät auswählen und anschaffen oder eine ganz neue Technik ausprobieren, können Sie das Gehirn stimulieren und verjüngende Wirkungen erzielen. Darüber hinaus aktiviert die Motivation, etwas Neues zu versuchen, das Gehirn, und diese Form von Geistestätigkeit regt die Amygdala an.

Drittens sollten Sie es vermeiden, Geld am Bankschalter abzuheben. Bankschalter werden genauso automatisiert wie Fahrkartenschalter. Transaktionen, die in der Vergangenheit selbstverständlich von Angesicht zu Angesicht getätigt wurden, wie Einzahlungen, Abhebungen oder Überweisungen, werden jetzt alle von Geldautomaten erledigt. Bankkunden, die noch das persönliche Gespräch oder die Beratung am Schalter wünschen, sind in der Minderzahl. Wenn man sich diese Minderheit genauer anschaut, so handelt es sich dabei meist um ältere Menschen. Dafür gibt es einen einfachen Grund: Es ist für die Betreffenden sicher einfacher, dem vertrauten Ablauf zu folgen und die Angelegenheit dem zuständigen Personal zu überlassen, anstatt eine unbekannte Maschine zu bedienen. Doch falls diese Gewohnheit das Gehirn allmählich verlangsamen sollte …

Warum ist es gut für das Gehirn, Geld am Automaten abzuheben?

Oft stelle ich den Patienten, die zu mir in die Klinik kommen und sich wegen Demenz Sorgen machen, die folgende Frage: »Wie heben Sie Ihr Geld ab?« Wenn sie auf diese Frage mit: »Am Geldautomaten«, antworten, bin ich erleichtert. Denn wer mit Geldkarten umgehen, sich seine PIN-Nummer merken und mit dem Touchscreen zurechtkommen kann, für den ist das Demenzrisiko wesentlich geringer. Jedoch ist es ein bedenkliches Zeichen, wenn die Antwort: »Am Schalter«, lautet. Wer gewöhnlich zum Bankschalter geht und alle Bankgeschäfte fast vollständig den zuständigen Angestellten überlässt, bei dem ist Vorsicht geboten. Einer der Patienten hat mir berichtet: »Ein Anruf genügt, und sie bringen das Geld sogar zu mir nach Hause.« Das ist noch gefährlicher. Wenn man den freundlichen Service zu sehr ausnützt, verbergen sich dahinter meistens Anzeichen von Vergesslichkeit, wie: »Ich habe meine Bankkarte verloren«, oder: »Ich habe die Erfahrung gemacht, meine PIN-Nummer zu vergessen und ratlos am Geldautomaten zu stehen.«

Weil ich es selbst nicht fertigbringe, lasse ich es andere für mich machen. Weil ich Angst habe, bitte ich jemanden um Hilfe. Wenn man so denkt und sich entsprechend verhält, wird die Gehirnfunktion nachlassen. Und wenn man es als selbstverständlich betrachtet, alles den anderen zu überlassen, wird die Amygdala weniger stimuliert, und die Motivation wird ebenfalls nachlassen. Wichtig ist, selbst aktiv zu sein. Versuchen Sie, in der Bank möglichst den Geldautomaten zu benutzen und im Alltag neue Geräte auszuprobieren.

4. Sammeln Sie kein Kleingeld!

Geldbeutel von Patienten im Frühstadium der Demenz haben etwas gemeinsam: Ihre Münzfächer sind prall gefüllt. Das liegt daran, dass die Betreffenden an der Kasse mit Papiergeld zahlen. Natürlich ist das Bezahlen mit Papiergeld nicht falsch. Wenn es jedoch daran liegt, dass das Zählen von Münzen beschwerlich ist, dann kann das ein Indiz für die Alterung des Gehirns sein.

Da haben Sie zum Beispiel 40,38 Euro zu zahlen und geben der Kassiererin 38 Cent und einen 50-Euro-Schein. Das machen Sie, um nicht unnötig viel Wechselgeld zu bekommen. Wenn jedoch das Gehirn zu altern beginnt, lässt die Motivation nach, das Abzählen von 38 Cent wird lästig, und auch die Rechenfähigkeit geht zurück. In einem solchen Zustand ist man nicht mehr in der Lage, das passende Wechselgeld zu berechnen. Außerdem ist man beim Abzählen des Wechselgelds vielleicht verunsichert, weil man das Gefühl hat, die Kunden, die hinter einem in der Schlange stehen, zu behindern. Um Stress an der Kasse zu vermeiden, holt man lieber einen Geldschein heraus, und erhält dann entsprechend Wechselgeld. So sammelt sich Kleingeld an, und das Münzfach wird immer voller.

Der alltägliche Umgang mit Geld ist ein gutes Gehirntraining. Die täglichen Einkäufe bieten reichlich Gelegenheit, das Gehirn im Kopfrechnen zu trainieren. Das betrifft unter anderem die Preisänderungen bei frischen Lebensmitteln, die Preisdifferenzen bei verschiedenen Läden, die Berechnung der Mehrwertsteuer oder das Sammeln von Rabattpunkten. Das sollten Sie ausnutzen.

Wenn man dagegen im Supermarkt eine Lunchbox oder eine Beilage in den Einkaufskorb legt, an der Kasse einen Schein aus dem Geldbeutel zieht, um nicht zu langsam auf die schnelle Reaktion der Kassiererin zu reagieren, und das Wechselgeld einfach schnell in den Geldbeutel steckt, verpasst man eine Chance, das Gehirn zu stimulieren.

Wie viel Geld ist jetzt in Ihrem Geldbeutel?

Von älteren Ehepaaren höre ich oft, dass die Männer die finanziellen Angelegenheiten ihren Frauen überlassen. In manchen Fällen weiß der Mann überhaupt nicht, wieviel Ersparnisse es im Haushalt gibt. Das ist eine Situation, die auch unter dem Gesichtspunkt der Demenzprävention nicht zu empfehlen ist. Auch wenn in einer Familie die Regel gilt, finanzielle Angelegenheiten einem der Ehepartner zu überlassen, so sollten doch zumindest beide Eheleute darauf achten, was täglich mit ihrem Geld geschieht. Wie viel wurde diesen Monat ausgegeben? Wie viel ist jetzt im Geldbeutel? Wie hoch sind die monatlichen Kreditzahlungen und andere Belastungen? Wie hoch ist das Vermögen der Familie einschließlich der Ersparnisse? Ein solches Interesse an der aktuellen finanziellen Situation stimuliert das Gehirn.

Mindestens die folgenden fünf Punkte sollten Sie im Kopf haben:

1. den Aufbewahrungsort des Sparbuchs und des persönlichen Siegels;
2. die Höhe der Ersparnisse;
3. die Höhe der Versicherung und der Rente;

4. den Inhalt der Brieftasche;
5. die monatlichen Ausgaben.

Ein selbstständiger Umgang mit dem eigenen Geld, wie: »Unsere Ersparnisse haben ziemlich abgenommen, wir sind etwas in der Klemme«, oder: »In diesem Monat haben wir ordentlich gespart, darüber bin ich sehr froh!«, wird Emotionen wecken. Das ist sehr wichtig, denn die Beschäftigung mit Geld wird zur Motivation und zu positiven Stimuli für das Gehirn.

5. Lassen Sie nicht einfach alles in Ihrer Tasche liegen!

»Als ich nach langer Zeit wieder einmal meine alleinlebende Mutter besucht habe, sah es bei ihr in der Küche und im Wohnzimmer ziemlich unordentlich aus. Früher gab es bei ihr so etwas nicht …« Sobald die Kinder merken, dass sich ihre Mutter, die stets das ganze Haus in bester Ordnung gehalten hatte, verändert hat, kommen sie oft zusammen mit ihrer Mutter zu mir in die Sprechstunde. Wenn man nicht mehr in der Lage ist, richtig Ordnung zu halten, so ist das ein frühes Symptom der Demenz, das als Störung der kognitiven Kontrolle bezeichnet wird. Dazu kommt es, weil der Hippocampus, der das Gedächtnis steuert, nachlässt und man vergesslich wird. Gedächtniskraft ist beim Aufräumen notwendig; sobald sie schwächer wird, lässt man auffällig oft etwas irgendwo liegen und findet es nicht mehr. Folglich kann man sich nicht mehr erinnern, wo man was aufbewahrt hat, und während man versucht, es zu finden, vergisst man mitunter sogar die Suche selbst und hört damit auf. Und wenn man etwas aufräumen will, weiß man nicht mehr, in welcher Reihenfolge das am besten geht, und gibt schließlich auf. Während des Aufräumens nimmt die Unordnung im Zimmer dann eher noch zu.

»Ich weiß nicht mehr, wann ich es in die Tasche gesteckt habe« – davor müssen Sie sich hüten!

Selbst wenn die Symptome noch nicht so weit fortgeschritten sind, besteht an zwei Orten erhöhte Gefahr, und man sollte tunlichst ein wenig darauf achten, nichts zu verlegen oder wegzuschließen. Der eine ist der Kühlschrank. Wenn sich darin zwei oder drei Tuben Mayonnaise, Ketchup, Senf oder Ingwer befinden, sollte man aufpassen. Zu vergessen, dass noch Mayonnaise vorhanden ist, noch eine weitere Tube zu kaufen und diese sogar aufzumachen und zu benutzen, ist eine Form von Vergesslichkeit.

Der zweite Ort ist die Tasche. Lassen Sie uns kontrollieren, was sich am Boden und in den Fächern der täglich benutzten Handtasche befindet. Wenn Ihnen unter Dingen wie Notizbuch und Rabattmarken, Stift und Lesebrille etwas auffällt, von dem Sie nicht mehr mit Sicherheit wissen, wann und wie es in Ihre Tasche gekommen ist, zeigt das, dass Ihnen das Aufräumen gleichgültig geworden ist. Vor allem bei vielen Männern, die jeden Tag dieselbe Aktentasche benutzen, tauchen am Boden vielleicht Sachen auf, deren Existenz Sie völlig vergessen hatten.

Was sollten wir also tun, um Vergesslichkeit zu verhindern und das Gehirn zu verjüngen? Lassen Sie uns von den Frauen lernen, die ihre Handtaschen wechseln, je nachdem, was sie an diesem Tag anziehen oder was ihr Ziel ist. Je nach Tagesplanung – wen man treffen und was man unternehmen möchte – ändert sich der Inhalt. In der Tasche Ordnung zu machen gehört zur Vorbereitung des Tagesplans.

Die ganze Zeit mit dem gleichen Inhalt auszukommen ist ein Zeichen dafür, dass sich bei dieser Person nichts verändert. Doch ohne Anregung wird das Gehirn jeden Tag schwächer, und ohne tägliche Stimulierung wird die Gehirnfunktion nachlassen. Je nachdem, was man an diesem Tag vorhat, arrangiert man den Inhalt der Tasche neu und macht einen Aktionsplan. Eine gute Vorausplanung und die Aktivierung der Vorstellungskraft liefern dem Gehirn neue Impulse. Die Tasche wird so zum Ausgangspunkt des Handelns und zur Quelle der Motivation.

6. Benutzen Sie keinen Ein-Jahres-Planer!

Früher haben mich manche Leute mit dem folgenden Problem konsultiert: Ein Mann, der nach seiner Pensionierung keine Zeitung mehr abonniert und nicht mehr viel ferngesehen, sondern seine Zeit vorwiegend mit Gartenarbeit und Lektüre verbracht hatte, merkte eines Tages, dass er das Datum und den Wochentag nicht mehr wusste. Er machte sich Sorgen, ob er nicht senil würde, wenn das so weiterginge.

Während man im Berufsleben steht und ziemlich beschäftigt ist, kommt es – außer in Fällen, wo man nächtelang durcharbeiten muss – bestimmt nicht vor, dass man nicht mehr weiß, welcher Tag heute ist. Heute ist welcher Monat und welcher Tag? Bis wann muss meine Arbeit fertig sein? Wen werde ich übermorgen wo treffen? Auf diese Weise lebt und arbeitet man, indem man sich überlegt, was man selbst je nach Datum, Zeit und Ort zu tun hat.

Sobald man jedoch aus dem Arbeitsleben ausscheidet, verliert der Alltag allmählich seine Ordnung und seinen Rhythmus. Wenn sich das bis zur Demenz entwickelt, kommt es zum Orientierungsverlust. Wenn man zum Beispiel nicht mehr weiß, welches Jahr gerade ist, oder sagt: »Ich gehe nach Hause«, während man aus dem Haus geht, wenn man also die Uhrzeit, die Jahreszeit und seinen eigenen Standort vergisst, handelt es sich um eines der Hauptsymptome von Demenz. Um diesen Orientierungsverlust zu verhindern und seinem Leben eine feste Orientierung zu geben, ist es von Nutzen, ein Tagebuch zu führen.

Wer ein Tagebuch führt, achtet unweigerlich auf Datum und Wochentag. Man erinnert sich an die Ereignisse des Tages, nimmt einen Stift in die Hand und bewegt die Finger, um alles Wichtige aufzuschreiben. Diese regelmäßige Tätigkeit gibt dem Gehirn positive Impulse. Manche Leute benutzen auch Computer oder Smartphone statt eines Tagebuchs, aber ich empfehle, das Tagebuch möglichst mit der Hand zu schreiben. Dies wird zu einer positiven Stimulation des Gehirns. Wenn man die Ereignisse des Tages überdenkt und eigenhändig zu Papier bringt, führt das dazu, dass der

Input und der Output von Daten wiederholt und die Erinnerung besser im Gehirn verankert wird.

Ein Zehn-Jahres-Tagebuch verjüngt das Gehirn!

Wenn Sie sich dazu entschließen, ein Tagebuch zu führen, habe ich einen wichtigen Tipp für Sie: Es ist besser, statt eines Ein-Jahres-Tagebuchs ein Dauertagebuch zu wählen, wie zum Beispiel ein Fünf-Jahres- oder ein Zehn-Jahres-Tagebuch. Wenn Sie in einem fortlaufenden Tagebuch beispielsweise am 6. Dezember einen Eintrag machen, können Sie auf den gleichen Tag vor einem Jahr oder vor drei Jahren zurückblicken. Im Erinnern an die alten Zeiten gibt es viel zu entdecken. Man fragt sich, woran man letztes Jahr gedacht und was man vor drei Jahren unternommen hat. Indem man Erinnerungen in neuem Licht betrachtet, wird die Gedächtniskraft gestärkt; durch die freudige Erregung beim Erinnern an bestimmte Szenen, Worte und Geschehnisse kommt Bewegung in die Emotionen, und die Amygdala wird stimuliert. Dies wird das Gehirn verjüngen und Senilität fernhalten.

Darüber hinaus ist der Erwerb eines Fünf-Jahres- oder Zehn-Jahres-Tagebuchs sehr motivierend. Der

Kauf eines Fünf-Jahres-Tagebuchs im Alter von 65 Jahren steigert das Gefühl, dass die verbleibenden fünf Jahre bis siebzig ertragreich sein werden. Wenn Sie sich mit neunzig ein Zehn-Jahres-Tagebuch zulegen, wird die Vorstellung aktiviert, die Marke von hundert Jahren in guter Verfassung zu erreichen.

7. Suchen Sie im Gespräch nicht nach einem Ergebnis!

Ich höre, was der andere zu mir sagt, und ich spreche, während ich mich selbst an Vergangenes erinnere. Da dabei Input und Output von Informationen wiederholt werden, wird das Gespräch mit anderen Menschen an sich schon zu einem Training zur Verjüngung des Gehirns. In dieser Hinsicht ist die Kommunikationsfähigkeit von älteren Frauen wirklich erstaunlich. Gerade neulich habe ich das wieder erlebt, denn als ich in einem kleinen Restaurant an der Theke allein zu Mittag aß, begannen meine vermutlich sechzigjährige Nachbarin und eine später dazugekommene Dame der gleichen Generation, eine muntere Konversation zu führen. Ungewollt bekam ich so zu hören, wie sich die beiden über ihre jeweiligen erhöhten Blutdruckwerte austauschten und sich gegenseitig über Geschäfte mit leckeren Sachen in der Nachbarschaft informierten. Doch statt sich dabei anzuhören, was der Gesprächspartner zu sagen hat, klang das Gespräch von beiden Seiten so, als möchten die beiden das, was sie sagen wollten, ihrem Gegenüber aufdrängen, anstatt sich im Gespräch auszutauschen. Der Inhalt hatte auch keine Struktur. Am überraschendsten für mich war, dass sich die beiden wohl zum ersten Mal trafen. Als sie mit dem Essen fertig waren, holten sie ihre Handys aus der Tasche, tauschten die Nummern aus und verließen das Restaurant in einer Stimmung wie zwei langjährige Freundinnen.

Die meisten meiner männlichen Leser, die mir bis hier gefolgt sind, denken vielleicht: »Nun, was will er denn damit sagen?« In zahlreichen Fällen kommt es jedoch dazu, dass die Gelegenheit zu einem Gespräch durch rationale Überlegungen vertan wird. Nehmen wir einmal an, zwei Männer kommen in ein Restaurant und setzen sich an die Theke. Auch wenn nun einschließlich mir drei Männer nebeneinandersitzen, kommt kein Gespräch zustande. Schweigend beendet jeder seine Mahlzeit, und einzeln verlässt jeder das Restaurant, denn für die meisten Männer muss ein Gespräch irgendwie zu einem Ergebnis führen.

Bei einem Meeting mit dem Thema: »Heute wird über die Planung für das Projekt xy entschieden«, kann jeder von seinem Standpunkt aus argumentieren. Männer sind jedoch nicht gut darin, bei einer ersten Begegnung einfach miteinander zu plaudern. Im Gegensatz zu älteren Damen, die den Moment der Begegnung genießen und nach Belieben einfach munter drauflosplaudern. Dagegen folgen Männer beim Gespräch ihrem Verstand und verwenden deshalb nur eine Hälfte des Gehirns, während Frauen sich beim Plaudern von ihren Gefühlen leiten lassen und dabei verschiedene Teile des Gehirns benutzen.

Von älteren Damen können wir drei Dinge lernen:

1. Zögern Sie nicht, jemanden anzusprechen. Über eigene Angelegenheiten zu sprechen ist in Ordnung.
2. Fragen Sie sich nicht, ob Sie diese Geschichte früher schon einmal erzählt haben. Sie dürfen sich ruhig wiederholen.
3. Gehen Sie nicht zu sehr auf das ein, was Ihr Gegenüber sagt. Übernehmen Sie nicht die Rolle des Zuhörers. Selber reden ist wichtig.

Eine solche Gesprächsführung ist emotional, und die Themen gehen hin und her, vor und zurück. Dagegen denken Männer unwillkürlich: »Also, worauf will ich eigentlich hinaus?«, oder: »Fangen wir mit dem Ergebnis des Gesprächs an.« Aber wenn dadurch das Gehirn altern würde…

Offensichtlich stimuliert ein Gespräch, bei dem Emotionen im Spiel sind, auch wenn es inhaltslos erscheint, das Gehirn. Während des Gesprächs muss man lachen, während des Gesprächs kommen die Tränen. Menschen, die täglich auf diese Art miteinander kommunizieren, werden nicht senil. Stumm wie ein Fisch zu bleiben und beim Gespräch etwas erreichen zu wollen führt dagegen dazu, dass das Gehirn weniger Stimuli empfängt.

8. Gehen Sie nicht über die Schultern ins Wasser, wenn Sie ein Bad nehmen!

Duschen Sie lieber oder nehmen Sie lieber ein Bad? Duschen reicht, wenn Sie nur den Körper reinigen wollen, aber ich plädiere eindeutig fürs Baden, wenn Sie auch etwas gegen die Alterung des Gehirns tun möchten, denn Baden hat drei große Wirkungen.

1. Auftrieb

Wenn Sie ein Bad nehmen, wird das gefühlte Gewicht, das Ihre Muskeln und Gelenke normalerweise zu tragen haben, nur noch etwa ein Neuntel betragen. Durch die Entlastung des Körpers verringert sich auch die durch Muskelspannung verursachte Belastung des Gehirns. Das führt dazu, dass Aufmerksamkeit und Urteilskraft sich regenerieren, weil das Gehirn sich erholen kann.

2. Erwärmung
Der Körper erwärmt sich, wenn er in heißem Wasser liegt. Dadurch verbessert sich der Blutfluss, die angesammelten Ausscheidungsprodukte und Abfallstoffe durch Ermüdung werden entfernt, Verspannungen der Muskulatur lockern sich. Die angenehme Wärme wirkt entspannend, und dadurch kann sich das Gehirn erholen.

3. Hydraulische Wirkung
Wenn Sie ein Bad nehmen, ist Ihr Körper dem Wasserdruck ausgesetzt. Dadurch wird das in den Beinen angesammelte Blut zurückgepumpt, die Herztätigkeit aktiviert und die Durchblutung gefördert. Zusammen mit der thermischen Wirkung verbessert das den Blutfluss. Und da der Wasserdruck auf den Bauch das Zwerchfell hebt, können Sie leichter atmen. So gelangt frischer Sauerstoff in den Körper und vertreibt die Müdigkeit. Daher ist es das beste Mittel, um die Müdigkeit des Tages loszuwerden, gemütlich ein Bad zu nehmen.

Gehen Sie nur bis zur Magenhöhe ins Wasser und heben Sie die Mundwinkel!

Beim Baden gibt es jedoch ein paar Punkte, die Sie beachten sollten. So empfiehlt es sich nicht, bis über die Schultern in die Badewanne zu gehen. Wenn das heiße Wasser über Herzhöhe steigt, werden die Blutgefäße durch den Wasserdruck zusammengepresst. Das betrifft vor allem die Venen in Gliedmaßen und inneren Organen, und mit einem Schlag beginnt mehr Blut in Richtung Herz zu fließen. Obwohl man sich im warmen Wasser gut fühlt, wird das Herz dadurch gezwungen, mehr zu leisten, um die erhöhte Blutmenge weiterzupumpen. Wenn man in diesem Zustand lange in der Badewanne liegen bleibt, lässt der Blutfluss im ganzen Körper nach, und das führt zu einer stärkeren Belastung von Herz und Lunge. Doch ist dieses Problem nicht allein darauf beschränkt, denn beim Aufstehen aus dem heißen Badewasser werden die Venen in Gliedmaßen und inneren Organen plötzlich vom Wasserdruck befreit und entspannen sich auf einen Schlag. Sobald man sich aufrichtet, strömt das Blut durch die Schwerkraft in die untere Körperhälfte. Dadurch verringert sich vorübergehend der Blutfluss zum Gehirn, und es kann einem schwarz vor den Augen werden.

Solche Schwindelgefühle beim Aufstehen werden durch die sogenannte orthostatische Hypotension verursacht. Dabei kommt es nicht selten vor, dass die Betroffenen in die Badewanne oder zu Boden fallen und sich verletzen. Um solche Risiken zu vermeiden, sollte man nicht bis über die Schultern ins Badewasser gehen. Zu empfehlen sind Sitzbäder bis zur Magengrube bei Wassertemperaturen von 38 bis 40 °C. Achten Sie darauf, gemütlich in der Badewanne zu entspannen und dadurch das autonome Nervensystem zu harmonisieren.

Während des Badens können Sie auch die Gesichtsmuskeln trainieren, indem Sie beispielsweise die Mundwinkel und die Spitzen des Mundes hochziehen. Bewegungen der Lippen sorgen dafür, dass sich der Blutfluss zum Gehirn verbessert, denn wie auf dem Homunculus-Diagramm (siehe Seite 34 f.) zu sehen ist, nehmen die Lippen im Gehirn einen genauso großen Bereich wie Hände und Finger ein. Wenn man dazu noch seine Lieblingslieder leise mitsingt, wird das Gehirn angenehm stimuliert, und die Müdigkeit wird noch schneller vergehen.

9. Gehen Sie nicht erst zum Zahnarzt, wenn Sie Schmerzen haben!

Rufen Sie sich erneut das Homunculus-Diagramm ins Gedächtnis (siehe Seite 34 f.). Ebenso wie Hände und Finger ist der Mund ein Teil des Körpers, der das Gehirn stark stimuliert. Sprechen, Singen und die Bewegung der Gesichtsmuskeln werden zu positiven Impulsen für das Gehirn.

Es gibt jedoch eine weitere Möglichkeit, für noch mehr Stimulation zu sorgen – das Kauen. Beim Zusammentreffen der Zähne beim Kauen entstehen Empfindungen, die vom Zahnhalteapparat an der Zahnwurzel auf das Gehirn übertragen werden. Diese Stimuli aktivieren nicht nur den motorischen und den somatosensorischen Cortex, sondern auch den Hippocampus, der das Gedächtnis, das Denken und die Motivation kontrolliert. Selbstverständlich werden diese Reize nur von den eigenen Zähnen übertragen. Man kann natürlich auch mit Zahnersatz kauen, damit aber keine feineren Empfindungen registrieren. Denn mit den Zähnen kann man nicht nur kauen, sondern auch spüren, ob etwas weich oder hart ist. Im Idealfall hat man mit 80 Jahren noch 20 eigene Zähne. Als »80-20-Kampagne« ist dies auch der Slogan, mit dem die japanische Zahnärztegesellschaft für Zahngesundheit im Alter wirbt. Um das Gehirn jung zu halten, ist es wichtig, die eigenen Zähne so lange wie möglich zu behalten und sie so zu pflegen, dass man gut damit kauen kann. In einer Studie der Tōhoku-Universität über den Zusammenhang zwischen der Anzahl der eigenen Zähne bei älteren Menschen und dem Auftreten von Demenz hatten gesunde Menschen durchschnittlich 14,9 Zähne, während es bei Verdacht auf Demenz durchschnittlich 9,4 Zähne waren. Es zeigte sich, dass die Kapazitäten des Hippocampus, der mit dem Gedächtnis und der Lernfähigkeit in Zusammenhang steht, und des Frontallappens, der für die Funktionen des Wollens und des Denkens zuständig ist, umso stärker abnehmen, je kleiner die Anzahl der eigenen Zähne ist. Die Studie kam zu dem Ergebnis, dass das Gehirn nicht ausreichend stimuliert und seine Funktion beeinträchtigt wird, wenn man die eigenen Zähne verliert und nicht mehr richtig kauen kann.

Für Personen mittleren Alters sind Zähne lebenswichtig

Wenn man beim Essen nicht gut kaut, so zeigt eine aktuelle Studie, akkumuliert sich im Großhirn ein Protein namens Beta-Amyloid, eine Substanz, die als eine der Ursachen der Alzheimerkrankheit gilt. Außerdem liefert sie einen Hinweis auf das Risiko, dass die Zahl der Gehirnzellen schrumpft. Ferner wurde an der Universität Hiroshima eine Vergleichsstudie an Mäusen durchgeführt, von denen die erste Gruppe der normalen Mäuse ihre Nahrung gut kauen konnte, während die zweite Gruppe von Natur aus zahnlos war und nur weiche Nahrung fressen konnte. Die Studie kam zu dem Ergebnis, dass sich bei den zahnlosen Mäusen Beta-Amyloid in der Großhirnrinde ablagert, häufig Altersflecken entstehen und die Zahl der Zellen im Hippocampus abnimmt. Wenn man nicht gut kauen und essen kann, ist es schwierig, das zentrale Nervensystem durch Kauen zu stimulieren, und das erhöht das Risiko, an Alzheimer zu erkranken.

Das zeigt auch, wie wichtig die Zahnpflege ist. Heutzutage sollten wir nicht erst, wenn wir aufgrund von Karies unter Zahnschmerzen leiden, zum Zahnarzt gehen, um uns behandeln zu lassen. Lassen Sie Ihre Zähne regelmäßig gründlich untersuchen und den Zahnbelag entfernen. Das dient auch zur Prävention von Parodontitis, der Hauptursache für Zahnverlust.

10. Nehmen Sie bei Verstopfung keine Abführmittel!

Wenn ich das Wort »Verstopfung« höre, so scheint das vor allem ein Problem bei Frauen zu sein, doch in Wirklichkeit handelt es sich um ein Symptom, das mit fortschreitendem Alter auch bei Männern häufiger auftritt. Eine Umfrage des japanischen Gesundheitsministeriums von 2010 zur Häufigkeit von Verstopfung nach Alter und Geschlecht hat ergeben, dass Verstopfung bei Männern über fünfzig zunimmt, während sie bei über 75-Jährigen sowohl Männer als auch Frauen ungefähr gleich häufig betrifft.

Leider herrscht bei vielen Ärzten die Tendenz vor, in solchen Fällen als Erstes Abführmittel zu verschreiben, aber ich empfehle, zunächst so wenig Medikamente wie möglich zu verwenden und lieber für ein gutes Darmmilieu zu sorgen. Denn es ist davon auszugehen, dass die Vermehrung der Anzahl an nützlichen Darmbakterien nicht nur für die Erhaltung der Gesundheit wichtig ist, sondern auch zur Vorbeugung und Besserung der Demenz beiträgt. So werden zum Beispiel Neurotransmitter wie Serotonin, das uns Lebensfreude und innere Ruhe schenkt, oder Dopamin, das in uns Antrieb und Vitalität weckt, größtenteils im Darm produziert und von dort zum Gehirn transportiert.

In akuten Fällen ist es natürlich angebracht, auch Abführmittel zu benutzen, aber die dadurch bewirkte Besserung ist nur vorübergehend. Da der Zustand des Darms eng mit der Vitalität des Gehirns zusammenhängt, sollte man nach Möglichkeit die Darmumgebung selbst verbessern. Ursprünglich leben im menschlichen Darm mehr als 100 Billionen Bakterien. Darunter gibt es gute Bakterien, die vorteilhaft für den Körper sind, und schlechte mit schädlichen Wirkungen auf den Organismus. Zusätzlich sind auch noch die opportunistischen Bakterien anwesend, welche die dominante Seite unterstützen, also entweder die guten oder die schlechten Bakterien. Die Gesamtzahl dieser drei Gruppen von Darmbakterien ist nahezu konstant. Normalerweise kämpfen nützliche und schädliche Bakterien ständig um die Vorherrschaft im Darm. Wenn jedoch schädliche Bakterien aus irgendeinem Grund zunehmen und dominant werden, dann gesellen sich die opportunistischen zu den schlechten Bakterien hinzu, wodurch sich das Darmmilieu umgehend verschlechtert. Das schwächt die Darmfunktion, und dadurch kommt es häufiger zu Verstopfung oder Durchfall.

An dieser Stelle möchte ich davor warnen zu denken: »Ist ja bloß Verstopfung!«, und das Ganze auf die leichte Schulter zu nehmen. Die Verschlechterung des Darmmilieus steht in direktem Zusammenhang mit dem Nachlassen der Gehirnfunktion. Denn Nährstoffe und Spurenelemente wie die Vitamin-B-Gruppe, Eisen und Tryptophan, die für die Gesundheit des Gehirns unentbehrlich sind, werden von einem geschwächten Darm nicht mehr vollständig aufgenommen. Wenn dieser Zustand andauert, wird man wahrscheinlich anfälliger für Demenz.

Das Gehirn mit Bonito-Flocken aktivieren!

Tatsächlich haben Untersuchungen des Darmmilieus bei gesunden Senioren und bei älteren Alzheimer-Patienten ergeben, dass die Zahl schädlicher Bakterien im Darm der zweiten Gruppe zunimmt, während sie bei der gesunden Gruppe abnimmt. Andererseits verbessert sich das Darmmilieu, wenn die Anzahl der nützlichen Bakterien ansteigt und die Opportunisten sich auf ihre Seite schlagen. Dann wird das Immunsystem gestärkt und der

Stoffwechsel des gesamten Körpers aktiviert. Da dann auch essenzielle Nährstoffe wie die Vitamine der B-Gruppe ausreichend aus dem Darm zum Gehirn transportiert werden, verbessert sich dessen Funktion ebenfalls.

Mit anderen Worten, wenn das Darmmilieu reguliert wird, löst sich die Verstopfung, und dadurch wird auch das Gehirn gesund. Um die Anzahl nützlicher Bakterien zu erhöhen, empfiehlt sich der Verzehr von probiotischem Joghurt, Buttermilch, Kefir sowie fermentierter Lebensmittel wie Bonito-Flocken oder Miso auf der Basis vergorener Sojabohnen, der Lieblingsnahrung nützlicher Bakterien. Lassen Sie uns die Mahlzeiten verbessern, damit wir nicht mehr auf Abführmittel angewiesen sind, und so für ein dem Gehirn förderliches Darmmilieu sorgen!

11. Essen Sie nicht, ohne zu riechen!

Man nimmt an, dass das Gehirn durch Riechen stimuliert wird und das vorbeugend gegen Demenz wirkt. Nehmen Sie von heute an den Geruch von Dingen wahr, an denen Sie normalerweise niemals riechen. Achten Sie zum Beispiel auf den Geruch von vertrauten Dingen wie den Duft des Papiers in diesem Buch, der Geldscheine in Ihrer Brieftasche, des Sofas, auf dem Sie sitzen, oder des Smartphones in Ihrer Hand. Das wird das Gehirn energetisieren.

Warum, so fragt man sich, hat Riechen solch positive Wirkungen? Das hängt damit zusammen, dass hauchfeine Nervenbahnen aus dem Gehirn direkt mit der Nasenschleimhaut verbunden sind. Das olfaktorische Gehirnfeld hat die Aufgabe, die über diese Nerven übertragenen Informationen als Geruch zu empfinden. Dieser Gehirnbereich befindet sich in unmittelbarer Nähe zum entorhinalen Cortex, der seinerseits mit dem Hippocampus in Verbindung steht. Daher kann es in Verbindung mit Gerüchen zu folgenden Phänomenen kommen:

- Der Geruch des Meeres ruft uns die Stadt, in der wir vor langer Zeit gelebt haben, ins Gedächtnis.
- Durch den Duft eines Parfüms erinnern wir uns an eine bestimmte Person.
- Der Duft von Blumen lässt uns an einen bestimmten Ort denken.
- Der Geruch von Kartoffelsuppe weckt Erinnerungen an die Kindheit.

Mit anderen Worten, Riechen stimuliert das olfaktorische Feld, und wenn diese Stimuli den Hippocampus erreichen, wird die Erinnerung umso fester verankert. Wenn man nun wieder denselben Duft wahrnimmt, wird die Erinnerung, die eigentlich vergessen sein sollte, wiederbelebt. Gerüche lassen sich leicht mit Erinnerungen assoziieren.

Bei Alzheimer geht die Geruchsempfindung verloren

Diese Funktion wird jedoch nachlassen, wenn sie nicht mehr benutzt wird. Sobald der Geruchssinn nachlässt, verschlechtert sich seine Funktion, und dadurch reduzieren sich auch die Möglichkeiten, das Gehirn zu stimulieren. Zum Beispiel können bei Alzheimerkrankheit zuerst olfaktorische Störungen auftreten, und nicht Gedächtnisstörungen wie Vergesslichkeit.

Bei der Untersuchung von Patienten gibt es Fälle, bei denen sich die Ernährungsgewohnheiten ändern, weil der Geruchssinn stumpf wird und die Betroffenen Gerüche dann nicht mehr wahrnehmen können. Um das zu verhindern, sollte man seinen Geruchssinn im alltäglichen Leben eifrig nutzen. Lassen Sie uns bewusst für

Gerüche sensibel werden, indem wir beim Essen auch den Duft der Speisen genießen oder beim Ausgehen die ungewohnte andere Luft mit der Nase registrieren! Das versorgt das Gehirn mit positiven Stimuli und verjüngt es.

NACHWORT

An der Wand der Klinik, in der ich arbeite, gibt es eine leicht eingedrückte Stelle. Der Schaden wurde von einem Auto verursacht, das beim Ausparken mit der Wand kollidierte. Der Fahrer, ein älterer Herr, gestand mit bitterem Lächeln: »Ich habe die Bremse mit dem Gaspedal verwechselt.« Zum Glück wurde niemand verletzt, und lediglich der Schaden an der Wand und am Auto musste beseitigt werden. Doch in Wirklichkeit hatte dieser Unfall etwas mit der Alterung des Gehirns zu tun, denn der Fahrer befand sich in einem Zustand beginnender leichter Demenz. Bei Demenz gibt es ein Stadium, das für jeden offensichtlich ist, sowie eine Vorstufe in Form einer leichten kognitiven Beeinträchtigung (LKB = englisch MCI, *Mild Cognitive Impairment)*.

Die Umfrage eines Forschungsteams des japanischen Gesundheitsministeriums von 2012 hat gezeigt, dass die Zahl der Demenzfälle bei älteren Menschen über 65 Jahren in Japan etwa 15 Prozent beträgt, was ungefähr 4,62 Millionen Menschen entspricht. Diese Zahlen sind an sich schon erschreckend, aber in dieser Studie wurde ferner berichtet, dass bei etwa vier Millionen älteren Menschen der Verdacht auf leichte kognitive Beeinträchtigung (LKB) besteht, die sich zu einer Demenz entwickeln könnte. Insgesamt sind das fast neun Millionen Menschen. Daraus ergibt sich, dass in Japan jeder vierte der über 65-Jährigen altendemenzkrank ist oder zur »Reservearmee« der Demenzkranken gehört.

Dass ich im Nachwort zu diesem Buch über das »Daumen-Abenteuer« solche beängstigenden Zahlen erwähne, geschieht nicht in der Absicht, Sie zu erschrecken. LKB ist eine Krankheit, die sich bei jedem entwickeln kann, doch selbst nach dem Auftreten der Symptome kann man noch immer sein gewohntes Leben weiterführen. Die Betroffenen können Auto fahren, und sie haben keine Probleme beim Kochen, beim Einkaufen und bei der Arbeit. Manchmal passieren jedoch gefährliche Sachen, wie zum Beispiel die Verwechslung von Gaspedal und Bremse.

Aus ärztlicher Sicht könnte man LKB als eine Art Weggabelung des Schicksals bezeichnen. Wird sich Demenz entwickeln, wenn es so weitergeht? Oder reagiere ich so schnell wie möglich darauf, um Senilität zu verhindern? Obwohl LKB als Frühstufe der Demenz angesehen wird, betrifft sie einen Zustand, in dem es im täglichen Leben keine Einschränkungen gibt. LKB entwickelt sich auch nicht zwangsläufig zu Demenz.

Wenn Sie das Gehirn mit Motivation und Energie trainieren, steigt mit Sicherheit die Wahrscheinlichkeit, dass sich keine Demenz einstellt. Und sobald von Motivation die Rede ist, kommt der Daumen ins Spiel. Durch die Stimulation des Daumens wird nämlich Ihr Gehirn aktiviert. Der Mann, der bei uns die Klinikwand mit seinem Auto gestreift hatte, trainierte in der anschließenden Rehabilitation den Daumen: beugen, strecken, fassen, drehen, klopfen … Wenn sich der Daumen bewegt, fließt mehr Blut zum Gehirn, und die Gehirnfunktion verbessert sich. Dadurch wird Senilität abgewehrt und das Gehirn verjüngt.

Nun kommen wir ans Ende dieses Buches, aber das Abenteuer mit Ihrem Daumen und Ihrem Gehirn kann weitergehen. Machen Sie sich die hier vorgestellte Methode der Daumenstimulation unbedingt zur täglichen Gewohnheit! Wenn Sie stetig üben, wird es immer seltener vorkommen, dass Sie sich nach einer Unterhaltung fragen müssen: »Wer war das?«, »Wo war das?«, »Was war das?«, »Was habe ich gemacht?« Und auch die Vergesslichkeit, bei der Sie wegen Ihres Alters resigniert haben, wird sich bessern. Ich hoffe, dass das Training mit dem Daumen Ihren Alltag stark verändern wird.

Yoshiya Hasegawa

BILDNACHWEIS

© Burazin/Masterfile/amanaimages (S. 12)
© hi-bi/a.collectionRF/amanaimages (S. 14)
© Manzo Niikura/Orion/ amanaimages (S. 16)
© AKIRA/orion/ amanaimages (S. 18)
© BLOOMimage/ amanaimages (S. 21)
© daj/ amanaimages (S. 22)
© amanaimages (S. 24)
© MASANO KAWANA/orion/amanaimages (S. 40)
Tama (S. 115)
© Martin Holtkamp/fStop/amanaimages (S. 160)

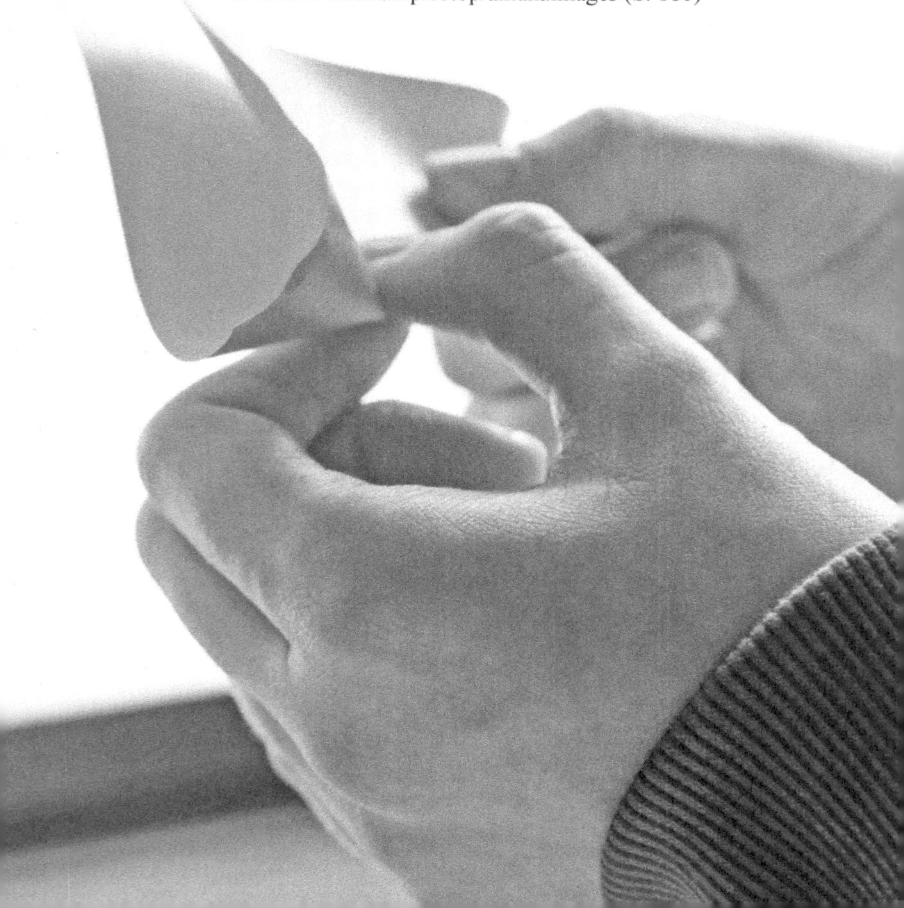